Dorothea Stockmar

Begegnung zwischen den Welten

Dorothea Stockmar

Begegnung zwischen den Welten

Was uns über den Tod hinaus verbindet

SILBERSCHNUR VERLAG

FSC
www.fsc.org
MIX
Papier aus verantwortungsvollen Quellen
FSC® C014138

ISBN: 978-3-89845-632-6

1. Auflage 2020

Gestaltung & Satz: XPresentation, Güllesheim
Umschlaggestaltung: XPresentation, Güllesheim; unter Verwendung eines Motivs von © vvvita; www.shutterstock.de
Druck: Finidr, s.r.o. Cesky Tesin

Verlag »Die Silberschnur« GmbH · Steinstraße 1 · D-56593 Güllesheim
www.silberschnur.de · E-Mail: info@silberschnur.de

»Da ist ein Land der Lebenden und ein Land der Toten,
und die Brücke zwischen ihnen ist die Liebe [...].«

Thornton Wilder

Cajus –
du lebst.
Nicht mehr.
Nicht wie andere.
Du bist unser Stern,
unser Begleiter,
unser guter Geist.
Du lebst mit uns und in unseren Gedanken.
Eltern eines toten Sohnes zu sein
macht uns nicht untröstlich und klein.
Die Trauer um dich macht uns stark, macht uns groß,
wenn wir fühlen, dass du über uns wachst,
mit uns gehst, in uns lebst.
Unsere Sonne, unser Schmerz, geborgen in Liebe.

Axel und Dorothea Stockmar

Inhalt

Vorwort

Während der Begleitung Trauernder werde ich immer wieder mal auf *Nachtodbegegnungen* aufmerksam gemacht. Im Besonderen bei der Unterstützung verwaister Eltern begegne ich Menschen, die meinen, die Nähe ihres verstorbenen Kindes zu spüren.
Fast jeder ist schon einmal mit diesem Thema in Berührung gekommen. Aber nur wenigen gelingt ist es, unverkrampft und offen darüber zu sprechen.
Die *Begegnung zwischen den Welten* handelt von Trost, der nicht vertröstet. Der Trauernde dort abholt, wo sie gerade stehen.
Bevor ich in die Welt der Trauer katapultiert wurde, gab es für mich eine andere Zeit. Es war eine Zeit, in der ich, nach abgeschlossener Ausbildung zur Sterbe- und Trauerbegleiterin, meiner Tätigkeit als ehrenamtliche Mitarbeiterin für die Hospizbewegung

relativ unbeschwert nachgehen konnte. War ich doch nur Gast im Land der Trauer und konnte nach getaner Arbeit meine drei Kinder immer wieder in die Arme schließen.
Doch dann musste ich erleben, wie eins meiner drei Kinder, Cajus, mit siebzehn Jahren unvermittelt aus dem Leben gerissen wurde und mein Mann und mich zu verwaisten Eltern machte. Noch heute, mehr als zehn Jahre nach seinem plötzlichen Tod, sprechen wir von einer anderen Zeitrechnung.
Was hat sich verändert in all den Jahren des Trauerns? Die Welt, in der wir leben, ist die gleiche geblieben. Unser Kind ist ja noch immer tot. Was sich verändert hat, ist unsere Sicht. Durch Hoffnungszeichen der Liebe sind wir einer anderen Welt näher gekommen.
Ich möchte Trauernde und Menschen, die mit Trauer in Berührung kommen, anregen, sich diesen Hoffnungszeichen zuzuwenden. Damit sichtbar werden kann, was über den Tod hinaus bindet und verbindet: die Brücke der Liebe.

Einleitung

Die Erzählung beginnt auf einer Brücke. Dort betritt eine trauernde Mutter Neuland in Schuhen der Trauer. Auf dem Gang zur Brücke, der für sie zu einem täglichen Muss geworden ist, erfährt sie die Nähe zu ihrem verstorbenen Sohn.

In den ersten Kapiteln, *"Gang zur Brücke"*, *"In Schuhen der Trauer"* und *"Zeichen setzen"*, wird der Weg der Trauer beschrieben. Ein Weg, der verdeutlicht, wie sehr ein Trauernder ein Suchender ist.

Diese Suchbewegung stellt keinen geregelten Ablauf dar. Sie ist, wie im Kapitel *"Das Rad der Trauer"* beschrieben, ohne Anfang, ohne Ende. Das hat zur Folge, dass der Leser erst nach und nach eingeweiht wird in die schicksalhaften Ereignisse einer Trauernden.

In dem Kapitel *"Begreifen"* wird deutlich, wie schwer es ist, den Tod anzunehmen. Wie begreift man den

Tod? Ist er überhaupt zu begreifen? Besonders dann, wenn ein Gewahrwerden, ein unverrückbares Begreifen des Todes nicht möglich war. Im Kapitel *"Zeit der Besinnung"* erfährt der Leser etwas über die Raum und Zeit überwindende Kraft der Liebe.

Eine Trauernde erlebt Augenblicke, in denen jegliche Trennung zwischen Diesseits und Jenseits wie aufgehoben erscheint. Könnte es sein, so fragt sie sich im Kapitel *"Eine innere Stimme"*, dass sich die Trennung zwischen Diesseits und Jenseits einzig und allein auf der Ebene des Bewusstseins abspielt? Immer wieder durchlebt sie Augenblicke der Wahrhaftigkeit, in denen jegliche Unterscheidung zwischen nah oder fern, vergangen oder gegenwärtig an Bedeutung verliert.

Im Kapitel *"Wie eine Welle"* gibt ihr der verstorbene Sohn zu verstehen:

Erst wenn du mich suchst, ohne mich zu suchen, in einem umfassenderen Bild, wirst du mich finden. Fern allen menschlichen Seins.

All diese mehr oder weniger zufällig aneinandergereihten Kapitel sind wie Blätter eines weit verzweigten Baumes, die verdeutlichen, wie schwer es ist, jene jenseitige Welt mit unseren Maßstäben zu erfassen. Eine trauernde Mutter erzählt von einer Brücke, die die Lebenden von den Toten trennt. Und die Brücke, zu der es sie immer wieder zieht, ist die Liebe. Mit Hilfe der Liebe wird es ihr gelingen, die beiden Welten miteinander zu verbinden.

Gang zur Brücke

Jeden Morgen mache ich mich auf den Weg.
Es ist ein Weg zur Brücke.
Die Brücke könnte genauso gut *Verbindung, Steg, Überführung, Übergang* heißen.
Aber auf meinem Weg befindet sich nun einmal diese Brücke.
Wer bin ich?
Ich bin eine von vielen namenlosen Frauen, die in Trauer gehen.
Wie man das macht, *in Trauer zu gehen*, weiß ich oft selber nicht.
Keiner da, bei dem ich es abgucken könnte. Dennoch gehe ich unbeirrt meinen Weg.
Seit ich mir diesen Gang zur Brücke erschlossen habe als einen möglichen Weg der Trauer, hat sich wenig verändert. Der Weg ist noch immer derselbe.
Auch ich habe mich, in den Augen der anderen,

nicht auffällig verändert seit dem frühen Tod meines Sohnes. Nicht mehr als all die zerzausten Pflanzen am Wegesrand.
Die Sehnsucht bleibt und die Suche nach dem Verlorenen treibt mich immer wieder an. Ich arbeite daran, mein Leben auf die Reihe zu bringen, indem ich einen Fuß nach dem anderen setze.
Das Aufstehen fällt mir noch immer schwer.
Besonders jetzt, da ich das Wort Glück aus meinem Leben gestrichen habe.
Glück ist erst einmal tabu.
Nicht aber die Freude. Die kommt von ganz allein.

Freude lässt sich nicht wegdrücken.
Freude ist wie ein tief ins Herz fallender Sonnenstrahl,
der sich durch dunkle Wolkenschichten schiebt.
Zuversicht verbreitend.

Aus irgendeinem Grund geht mir das Wort Zuversicht nicht mehr aus dem Sinn.

Woher kommt das Wort?
Was will es mir sagen?
Woher kommen die Gedanken, die Gefühle,
die Träume?
Was wollen sie mir mitteilen?
Haben sie mir überhaupt etwas zu sagen,
nachdem unsere Sonne untergegangen ist?

Unsere Sonne, unser Schmerz.
Geborgen in Liebe.

So hatten mein Mann Axel und ich es damals, nach Cajus' plötzlichem Tod, auf die Traueranzeige drucken lassen.
Wie konnte sich überhaupt der Schmerz mit der Liebe verbinden? Das war möglich, weil mit dem Tod unseres Kindes etwas in unser Leben getreten war, was wir vorher nicht kannten.
Seit der Tod in unser Haus gezogen ist, ist er zu einem Teil unseres Lebens geworden. Er ist mit dem Alltag verschmolzen. Vergegenwärtigt in der Tatsache, dass unser Sohn *immer* tot sein wird und *nie wieder* zurückkehrt.

Diese Worte - *immer* und *nie wieder* - in einem Satz. Unbegreiflich, unverständlich für eine wie mich, die noch immer lebt.
Was mir geblieben ist, ist der Gang zur Brücke.
Ein Hin und Zurück im der Zeit enthobenen Jetzt.

In Schuhen der Trauer

In Schuhen der Trauer zu gehen, kann als Schwerstarbeit empfunden werden.
Besonders dann, wenn man sich wie auf einem Laufsteg der Trauer erlebt.
Begutachtet und bedrängt von all den Schaulustigen, die einem weismachen wollen, dass es nun an der Zeit sei, die Trauer aufzugeben. Sie wie ein unpassendes Kleid abzulegen. Und dabei nicht zu vergessen, sich der Schuhe zu entledigen. Die, könnten sie sprechen, unmissverständlich zum Ausdruck brächten:

Wir sind ein Laufwerk zum Trauern.
Auf dem Boden der Tatsachen stehend tragen wir dazu bei, dass die Trauer nicht im Kopf bleibt.
Mit uns zu gehen, heißt, durch den Schmerz hindurchzugehen.

Was es bedeutet, mit dem Schmerz zu gehen, wusste ich. Denn schon seit Jahren bin ich in Sachen Trauer unterwegs als Trauerbegleiterin. Und nun schon etliche Jahre als trauernde Mutter.
In Schuhen der Trauer zu gehen, fällt mir aber noch immer schwer, zumal ich das Gefühl nicht loswerde, in ein ungleiches Paar geschlüpft zu sein. Den einen Schuh, der zu mir als trauernde Mutter passt, mit dem Arbeitsschuh der Trauerbegleiterin in Verbindung zu bringen, ist nicht leicht.
Die Frage, *wie es mir geht,* beantworte ich, indem ich sage, *es geht, wenn ich nur gehe*. Jedenfalls wenn ich es versuche.
Und so gehe ich Tag und Nacht. Immer wieder den gleichen Weg. Manchmal renne ich auch. Ich renne zuweilen so, als befände ich mich in einem Wettlauf mit meiner eigenen Trauer.
Doch dann bleibe ich hin und wieder stehen und es kehrt Ruhe ein.
Nicht nur in meine Füße. Auch mein Kopf meldet Ruhe.
Ich erkenne, da ist etwas dran an dem Satz, alles zu tun, damit die Trauer ja nicht im Kopf bleibt.
Nach und nach lerne ich, anders mit Trauer umzugehen. Ich tue es, indem ich mir neue Schrittfolgen ausdenke. Eine andere Gangart, die ich vorher nicht kannte, zum Beispiel das Rückwärtsgehen.

Was andere denken, ist mir egal. Ich pfeife auf das, was die anderen sagen. Als ob die es besser wüssten. Wie kann jemand behaupten zu wissen, wie man in Trauer geht, der noch nie den *Laufsteg der Trauer* betreten hat? Der nie erfuhr, was so ein Verlust alles loszutreten vermag?
Immer wieder gehe ich rückwärts. Nicht nur in meinen Gedanken. Die Beine machen es mir vor und der Kopf geht mit. Ich gehe so, wie ich mich rudernd bewege.
Denn vorn ist für mich hinten. Und hinten vorn. Eigentlich ist es vollkommen gleichgültig, wie ich mich bewege.
Solange ich nur nicht stecken bleibe in meinem Schmerz, in meiner Trauer.

Ein Netz, das trägt

Im Schmerz stecken zu bleiben, bedeutet für mich, an den Ausgangspunkt der Trauer zurückzukehren. Den Zeitpunkt noch einmal wachzurufen, als die drei Männer in Schwarz an die Tür klopften und mir den Rucksack meines verunglückten Sohnes entgegenhielten.
Unzählige Male bin ich dieser einen Szene meines Lebens nachgegangen. Von allen möglichen Seiten habe ich sie beleuchtet. Mich immer wieder gefragt, was das Schicksal mir damals mit dem Tod meines Sohnes aufgetragen hat.
Noch heute bleibe ich manchmal auf dem Gang zur Brücke stehen. Strecke die Arme zum Himmel und suche und suche. Was mir noch immer fehlt, ist eine Antwort auf die Frage: Wer oder was führt Regie?

Wenn es so etwas geben sollte wie ein Drehbuch des Lebens, dann hätte ich jetzt allzu gern gewusst, was sich der Drehbuchautor dabei gedacht hat. Warum er gerade mich für diese Rolle ausgewählt hat. Ich folge meinem Körpergefühl. Spüre dem Schmerz nach. Lasse mich vom Schmerz lenken, wenn ich wieder mal nicht weiß, wie es weitergeht mit mir, mit meiner Trauer.

So zu trauern erfordert Mut und Durchhaltevermögen. Das weiß ich. Hatte ich doch gelernt, mit der Trauer umzugehen. Nicht nur mit der eigenen. Immer wieder kommen Menschen auf mich zu, die wissen wollen, wie sich Trauersymbole in Hoffnungssymbole verwandeln lassen. Die sehen wollen, ob es noch hält, das Netz, das ich einst für Menschen in Trauer aufgespannt hatte.

Mir fällt auf, wie viele Menschen sich angesichts von Trauer wegducken. Nicht aus Gleichgültigkeit, sondern vielmehr aus einem Gefühl von Trost- und Hilflosigkeit. Dieser Hilflosigkeit will ich entgegenwirken, indem ich Menschen ermutige, einen Schritt auf Trauernde zu zugehen. Auch dann, wenn sie unnahbar und fremd erscheinen. Denn Trauer will erschlossen werden.

Trauer ist nicht starr.
Trauer bewegt und will bewegt werden.
Sie macht vor nichts halt und kennt keine Schranken. Nie sind sich Menschen so nah wie in Worten und Gesten der Trauer.

Zeichen setzen

An allen möglichen Orten können wir Zeichen der Trauer entdecken. Auch namenlos Begrabene sind dabei. Diese Namenlosigkeit erinnert mich an all die vielen Kriegsgräber. Schlachtfelder der Menschheit. Auf solchen Feldern möchte keiner betrauert werden. Dann lieber auf einem fiktiven Friedhof im Internet.

Diese Art von Zurschaustellung von Trauer im öffentlichen Netz ist kein Einzelfall, wie auch das Sichtbarmachen von Trauer an gefährlichen Kurven am Straßenrand. Immer wieder begegnen wir Menschen, die nach einem unwiederbringlichen Verlust bemüht sind, nicht aus der Bahn geworfen zu werden. Menschen, die meinen, im falschen Zug zu sitzen.

Auch ich fühle mich gelegentlich wie im falschen Zug. Das hindert mich aber nicht daran, nach Hoffnungszeichen am Wegesrand Ausschau zu halten.

Wenn nicht ich, wer dann? Eine Trauerbegleiterin, die den Weichenstellungen der eigenen Trauer folgt. Wie kann ich die Spur der Trauer aufnehmen?
Ich tue es, indem ich auf die Trauer, wie auf eine alte Bekannte, zugehe.
Mich von ihr ansprechen lasse, wo immer ich ihr begegne.
Für mich ist Trauer weder schwarz noch weiß.
Trauer erlebe ich bunt und vielschichtig wie das Leben.
Die Welt der Trauer umfassend zu beschreiben, erscheint mir unmöglich.
Ich erlebe diese Welt wie einen verlassenen Rummelplatz. Einen Vergnügungspark, in dem vieles zum Stillstand gekommen ist. Wo sind all die Spaßmacher und Komödianten geblieben, die uns einst zu Heiterkeit und Furchtlosigkeit animierten?
Das Fürchten habe ich mir schon längst abgewöhnt. Denn es gibt kaum etwas, das mir nach dem großen Verlust noch Furcht oder Schrecken einjagen könnte. Die Geisterbahn meiner Trauer sieht anders aus. Als Trauernde lebe ich mit meinen Geistern unter einem Dach. Und so gibt es nichts, was mich auf dem Rummelplatz der Trauer erschüttern könnte. Selbst die Achterbahnfahrten in meiner Trauer können mich nicht aus der Bahn werfen.
Auch nicht das *Gedankenkarussell* in meinem Kopf.

Trauer ist für mich wie eine Brücke, die das Vergangene mit dem Gegenwärtigen verbindet.
Und wo bin ich?
Stehe ich überhaupt noch auf der Brücke oder befinde ich mich noch immer in der Vergangenheit?
Da, wo alles so ist, wie es hätte ruhig bleiben können.

Unter einem Dach

Mit dem Tod zu leben hatte ich gelernt. Ihn in unzähligen Stunden bei der Begleitung Sterbender und Trauernder wahrgenommen und ihm auch einen Platz in meinem Leben zugewiesen. Nicht den ersten, versteht sich. Aber immerhin einen Platz unter den Lebenden.

Doch nie und nimmer hätte ich es für möglich gehalten, eines Tages mit der Tatsache des Verlustes unter dem eigenen Dach leben zu müssen.

Wie war das damals vor mehr als zehn Jahren, als jene Männer in Schwarz an unsere Tür klopften?

Es war an einem trüben Novembertag. Gegen Mittag. Ich kam gerade von einer Hospizveranstaltung nach Hause. Man hatte mir als Dank für meine langjährige ehrenamtliche Tätigkeit einen farbenprächtigen Blumenstrauß überreicht. Während ich damit beschäftigt war, Blume für Blume in eine

Vase zu stecken, erblickte ich durch unsere Glastür drei schwarz gekleidete Männer. Einer von ihnen war gerade im Begriff zu klingeln, während ein anderer, der Pastor unserer Gemeinde, den Rucksack unseres Sohnes hochhielt.
Da brach für mich eine Welt zusammen.
Ich ließ den Blumenstrauß fallen. Lief ins Wohnzimmer und schnappte mir ein Couchkissen, das ich mir an die Brust drückte. So eilte ich, nein schlich zur Haustür, wo noch immer die drei Männer darauf warteten, hereingelassen zu werden.
In meinem Kopf spielten sich folgende Gedanken ab:

»Wenn ich diese Männer jetzt nicht hereinlasse, dann ist das einfach nicht wahr, was diese drei Boten mir zu sagen haben.«

Und so zögerte ich für einige Sekunden wie ein Kind, das sich die Augen zuhält, um etwas ungeschehen zu machen.
Was geschah dann?
Ich ließ die Männer herein. Doch zeitgleich mit dem Eintreten dieser Todesboten schrie es aus mir heraus:

»Nein, nein!«

Worauf der Pastor nur zu erwidern brauchte:

»Ja! Ja, Cajus ist tot!«

Diese Worte haben unsere Familie vollkommen aus dem Gleichgewicht geworfen. Unseren Lebensrhythmus außer Takt gesetzt.
Axel, mein Mann, gab diesem Einbruch in unserem Leben einen Ausdruck. Auf dem Klavier spielte er fortan Töne, wie ich sie noch nie gehört hatte. Während ich seinen Klängen lauschte, umfing mich Mühsal und Trost zugleich:

Müh-selig und tröstlich zugleich
die Zeit des Trauerns.
Mühe und Seligkeit so dicht beieinander.

Die Brandstifter im eigenen Haus

Hätte die Trauer einen Rhythmus, einen Takt, so wäre ich geneigt, die Trauer als unrhythmisch und taktlos zu bezeichnen.
Ja, taktlos empfand ich auch jene drei Gestalten, die die Todesnachricht überbrachten. Ich erlebte sie wie Brandstifter, die einen Flächenbrand in meinem Herzen entfachten.
Warum hatte ich diese Männer nur in unser Haus gelassen?
Wie und wodurch hätte ich das Unglück verhindern können?
Fragen über Fragen, die noch heute, nach so vielen Jahren, meine Trauer von neuem aufflammen lassen.
Ich fühlte mich damals, als hielte ich Feuer in der einen und Wasser in der anderen Hand. Unfähig, den Brand zu löschen. Das Erste, was ich machte: Ich warf mich auf den Boden. Schwer und dumpf

prallte ich auf. Bis heute weiß ich nicht, wie ich wieder hochkam.
Dann fing ich an, wirres Zeug zu reden. Ich sprach vom Tod als einem Fremden, der sich an der Tür geirrt hatte.
Erst als ich mich den Satz sagen hörte:

»Ich habe einen toten Sohn«,

wurde mir bewusst, was passiert war.
Eine innere Stimme sagte mir:

»Cajus ist tot, und er weiß es nicht einmal.«

Das muss jene Stimme gewesen sein, die ich später noch öfter zu hören bekommen sollte. Ich verstand diese Stimme als einen Auftrag, der mich zum Handeln aufrief. Aber nicht, bevor ich in Erfahrung gebracht hatte, was sich an jenem Novembermorgen auf dem Bahnhof in Celle abgespielt hatte.
Cajus befand sich am Morgen des ersten Novembers gegen sieben Uhr auf dem Celler Bahnsteig. Ein Passant aus dem zweihundert Meter entfernten Parkhaus hatte beobachtet, wie ein junger Mann auf dem Bahnsteig mit einer schier ungeheuerlichen Wucht von einem durchfahrenden, schwer beladenen Güterzug wie in einem Sog erfasst wurde.
Der junge Mann war mein Sohn.

“Hat er gelitten?”
“War er sofort tot?”

“War es ein Unfall?”

“Wo war sein Freund, von dem ich wusste, dass er mit ihm im Zug gesessen hatte?”

Das waren Fragen, die sich erst nach und nach beantworten ließen und schließlich zu der Erkenntnis führten, dass Cajus nicht gelitten haben kann, da alles viel zu schnell ging.

Wie ich später in Erfahrung brachte, hat er sein verloren geglaubtes Handy an der Bahnsteigkante gesucht und war dabei wohl zu nah an die Kante getreten.

In meiner Ohnmacht und Fassungslosigkeit hatte ich große Mühe, den Gedanken zu verdrängen, dass der Freund den Unfall hätte verhindern können, wenn er nicht voreilig den Bahnhof verlassen hätte.

Hätte, hätte.

Könnte.

Würde.

Noch immer bewege ich mich von Möglichkeit zu Möglichkeit. Ich erlebe mich dabei wie eine Suchende, die vor nichts Halt macht. Weder vor Schuldzuweisungen noch vor Klagen, Selbstanklagen.

Ich bin eine Suchende, die nur eines will: verstehen, begreifen, den Satz, den ich mir immer wieder vorspreche: “Ich habe einen toten Sohn.”

Begreifen

Wie begreift man den Tod? Ist er überhaupt zu begreifen? Besonders dann, wenn ein Gewahrwerden, ein unverrückbares Begreifen des Todes nicht möglich war.

Man sagte mir, dass nach dem tragischen Unfall auf dem Bahnsteig nichts von meinem Sohn übrig geblieben wäre, was ich hätte verabschieden können.

Ausgelöscht. Wie nicht gelebt.

Weder abgemeldet noch umgemeldet.

Wie war das möglich?

Ich fühlte mich, als wäre mein Sohn durch mich hindurch gestorben. Gleichsam wie bei einer Geburt, nur im Rückwärtsgang, und ich verspürte den Wunsch, ihn noch einmal auf die Welt zu bringen, wohl wissend, dass das Leben ein einmaliges Geschenk ist.

Ich dachte an den Kreißsaal, die Geburt vor siebzehn Jahren, und das Gefühl, dass sich das Leben kreisend von neuem wiederholen könnte, ließ mich nicht los.
Bis ich erkannte, dass es kein Zurück mehr gab. Nur ein Erkennen, ein Anerkennen des Unwiderruflichen *immer und nie wieder*.
Diese Worte - *immer und nie wieder* - ließen mich nicht zu Ruhe kommen. Bilder von der grausamen Zerstörung meines geliebten Kindes, die ich mir ausmalte, drohten, mir den Verstand zu rauben.
Am Rande dieses Wahnsinns besann ich mich einer Übung, die ich einst Trauernden empfohlen hatte. Um die grauenvollen Schreckensbilder des Unfalls aus dem Kopf zu bekommen, versetzte ich mich gedanklich in jene Zeit zurück, als ich mein Kind zum ersten Mal gespürt hatte, unter meinem Herzen. "Noch nicht geboren und doch schon geliebt", hatte ich damals gesagt. Mit beiden Händen meinen leeren Bauch betastend sage ich heute: "Nicht mehr am Leben, doch die Liebe, sie bleibt."

Trauer kennt keine Schranken.
Sie macht vor nichts und niemandem Halt,
auch nicht an jener Grenze, die die Lebenden
von den Toten trennt.

Am Rande der Verzweiflung

Konnte es sein, dass die Macht der Liebe größer war als jener Wahnsinn, den der Tod in meinem Leben ausgelöst hatte?
Es war ein Gefühl, als müsste ich augenblicklich meinen Körper verlassen. Anderswo sein, bloß nicht in meinem Körper, der mir nichts mehr bedeutete. Dennoch befand ich mich in meinem Körper. Im Schmerz erst fühlte ich mich lebendig. Ich stellte mich ein auf die Welle, die mich von Zeit zu Zeit überrollte und verändert zurückließ.
Ich hörte vom Chaos in der Welt, das sich kaum von meinem unterschied.
Von der Zukunft wollte ich nichts wissen, weil es für mich keine Zukunft gab.
Mein Kind ist tot.
Und ich lebe.
Es sollte umgekehrt sein.

Ich wollte das Kreisen in meinem Kopf abstellen und fühlte mich tot und lebendig zugleich.
Während meiner Ausbildung zur Trauerbegleiterin hatte ich gelernt, dass Schuld in der Trauer oft leichter zu ertragen ist als Ohnmacht. Es war genau jenes *Ohne-Macht-Gefühl*, das mich nicht zur Ruhe kommen ließ. Die Vorstellung, dass der Unfall hätte verhindert werden können, führte mich bis an den Rand der Verzweiflung.
Gedanken kreisten und ich konnte sie nirgendwo lassen.
Aus purem Selbstschutz stellte ich mich auf weitere Katastrophen ein. Plante sie sogar mit ein, so wie man eine Reise plant.
Es trieb mich fort von Katastrophe zu Katastrophe. Mit meinem ständigen Wegbegleiter, dem Schmerz.
Eines Nachts plagte mich erneut der Gedanke, wie der Unfall hätte vermieden werden können. Unwillkürlich musste ich an Cajus' Freund denken, der den Bahnsteig vor ihm verlassen hatte.
"Wäre er doch. Hätte er doch."
Alles wäre anders gelaufen. Und das Drehbuch meines Lebens hätte einen anderen Verlauf genommen.
Da vernahm ich die Stimme meines Sohnes:

Mama, ich sage dir, mein Freund hätte nichts für mich tun können.
Es war ein Unfall.

Diese Worte halfen mir, mich vom Drang der Schuldzuweisung zu befreien. Anzunehmen, was geschehen war.

Ferne Züge ganz nah

Es war Sonntagmorgen. Axel saß am Klavier und spielte ein Morgenständchen.
Ich lag im Bett und lauschte seinen Klängen. Als der letzte Ton verklungen war, hatte ich noch immer keine Lust aufzustehen. Ich trat ein in einen Raum bedeutungsvoller Stille. Eine Stille, die von dem Herannahen eines Güterzuges jäh unterbrochen wurde.
Ein Blick auf den Wecker verriet, dass es sieben Uhr war, und sogleich verspürte ich einen messerscharfen Stich in meiner linken Brust. Es war die gleiche Zeit, zu der Cajus von einem Güterzug erfasst worden war.
Die ewige Frage nach dem *Warum* setzte wieder ein. Es war nicht nur ein *Warum*, sondern ein gleichzeitiges Hinterfragen des *Wie*.
Wie war das in allen Details?

Was geschah damals auf dem Bahnhof?
Schien die Sonne?
Nein, denn es war ein dunkler Novembermorgen.
Was hatte der Güterzug geladen?
Wie und wo genau fand man Cajus?
Zu gern hätte ich ihm von den Lippen gelesen, eine letzte Botschaft, vielleicht auch nur die Spur eines Lächelns.
Dann wieder die rein sachlichen Fragen:
Wer fand sich als Erster am Unfallort ein?
Wo wurde Cajus' Schlüsselbund gefunden?
Wieso hat es so lange gedauert, bis ich benachrichtigt wurde?
Warum hat der Gemeindepastor meine nachdrückliche Bitte, mich von Cajus zu verabschieden, so vehement abgewiesen?
Wut, unermessliche Wut stieg in mir auf. Es war ein Wüten in einem Teil meines Selbst, in dem ich mich nach langer Zeit ein wenig lebendig fühlte.

Ein anderes Mal, es war wieder Sonntag, wurden mein Mann und ich zum wiederholen Mal vom Lärm des Güterverkehrs aus dem Schlaf gerissen. "Wie kann das sein?", fragte ich mich, dass die Züge immer lauter werden, so als hätte jemand die Gleise über Nacht verlegt. Auf meine wiederholte Bemerkung, dass ich den Eindruck hätte, die Züge führen durch unser Schlafzimmer, gab mir Axel mit der linken Hand zum Herzen zu verstehen: "Nein, die Züge fahren mitten durch unser Herz." Schlag auf Schlag ging es weiter, und so wurde das Glockengeläut unseres nah gelegenen Kirchturms abermals vom monotonen Rauschen der Schienenwelt übertönt. Das Scheppern der letzten Güterwaggons war noch immer zu hören, nachdem der weckende Ruf der Kirchturmglocke längst verklungen war.

In solchen Momenten fühle ich mich restlos überrollt. Überfahren von allem. Sogar von dem Erwachen der Natur. Jeden Grashalm, jede Blume, die sich durch die dunkle Erde bohrt, empfinde ich als Zumutung.

Denn das Leben geht weiter, als ob nichts geschehen wäre.

Nicht nur der Kirschbaum blüht. Alles blüht. Was sollte es auch sonst in dieser Jahreszeit tun? Ungefragt entfaltet der Kirschbaum, den wir zu Cajus' Geburt gepflanzt hatten, seine weiße Pracht. Axel nennt ihn von nun an unseren weißen Engel. Wahrlich, wie ein Flügelkleid im Wind zeigt sich der Baum in seiner von Leichtigkeit getragenen Schönheit.

"Ein Hauch - und dieses Spektakel wird auch ein Ende finden", hatte Axel beiläufig gesagt.

Wie Recht sollte er haben.

Schon nach wenigen Tagen lagen alle Blüten auf dem Boden.
Doch bevor die letzte Blüte vom Baum fiel, wollte ich die Klavieraufnahmen von Cajus hören, die er einst als Vorbereitung zum Abitur eingespielt hatte. Tränenüberströmt lauschte ich Chopins Nocturne Nr. 1. Und jede einzelne von Cajus zum Klingen gebrachte Note fühlte sich an wie ein Tautropfen, der in einem unendlichen Meer aus Tönen versinkt.
So hatte ich meinen Sohn noch nie spielen gehört. Es kam mir vor, als wäre Cajus an jenem Tag der Aufnahme siebzig Jahre alt geworden und ich, die ich mich oft wie tot und begraben fühle, hörte die Klänge wie ein Echo aus einer anderen Welt.
Die Lebensmelodie meines geliebten Kindes hatte ein unerwartetes Ende gefunden. Sie war - ohne auszuklingen - verstummt.
Und in die Stille hinein hörte ich mich sagen:

»Na, dann schreib ich dir eben einen Brief.«

Ich folgte einer inneren Stimme, die mich das weiße Blatt Papier und den Stift ergreifen ließ.
In vielen Nächten, in denen ich keinen Schlaf finden konnte, schrieb und malte ich mich durch meine Trauer. Es entstanden Bilder, die mich erkennen ließen, wie sehr ich noch immer eine Suchende war.

Rückwärts gewandt

Es war früh am Morgen. Vier Uhr. Zu früh, um aufzustehen. Schlaflos wälzte ich mich von einer Seite auf die andere. Was sollte ich tun zu so früher Stunde?
Schlaftrunken zog ich mir eine bequeme Hose an, Pulli darüber und machte mich auf den Weg zum nahegelegenen Fluss. Kein reißender Fluss. Eher ein ruhig dahinplätschernder Wasserlauf, der sich an satten Wiesen und abgemähten Feldern vorbeischlängelt. Bis hin zu einem Wehr.
Ich stieg in ein Boot, ein Ruderboot, und legte mit allem, was zum Rudern gehört, ab. In der Natur, nah dem Wasser, fand ich das, wonach ich mich so sehr sehnte. Ruhe und Zurückgezogenheit. Eine Ruhe, die mir das Gefühl vermittelte, für eine Weile der Trauer enthoben zu sein.

Die ausholenden und raumgreifenden Ruderbewegungen brachten mich weiter, als ich es je für möglich gehalten hätte. Bewegungen, durch die ich nach und nach erfuhr, dass es etwas gibt, das trägt. Etwas, das ich selbst in die Hand nehmen kann, ohne Angst haben zu müssen, im Strom der Trauer zu ertrinken.
Auf dem Wasser konnte ich selbst bestimmen, wogegen ich anzurudern habe und wogegen nicht. Rudernd erlebte ich mich, wie in meiner Trauer, rückwärtsgewandt. Den Blick auf das Vergangene gerichtet, lernte ich, mich anders zu bewegen.
Ich fragte mich, wie es sein wird mit mir, wenn einst meine letzte Stunde kommt.

Wird mich ein Engel halten, wenn die letzte Hülle fällt?
Wenn finstere Nacht mein Dasein überschattet?

Der Tod, das wurde mir bewusst, ist auch nur ein Augenblick in meinem Leben. Und könnte dieser Augenblick nicht doch die Stunde einer neuen Geburt sein?

Nah und fern

Nachdem der letzte Morgenstrahl mein Gesicht berührt hatte, fühlte ich mich noch immer von einer Wärme umfangen, die nicht von dieser Welt zu kommen schien.
Was heißt überhaupt *von dieser Welt*?
Ist diese Welt nicht vielleicht doch bloß Teil eines viel größeren, eines umfassenderen Daseins?
In Traumesnähe sah ich mein verstorbenes Kind leibhaftig vor mir. Fühlte noch lange nach dem Erwachen seine warme Hand. Ganz sacht hatte er seine langen dünnen Arme um meinen Oberkörper geschlungen. Mir tief in die Augen gesehen.
Sehr tief. In einer Weise, in der er mein Herz berührte.
Mein Sohn, der nun schon so lange nicht mehr unter den Lebenden weilt.
Was ich in jenem Augenblick fühlte, ließ mich ahnen, dass es ein Sein geben muss, das jenseits allen

bewussten Daseins verankert ist. Ein Sein, das sich nicht verorten lässt. Nicht in einer Welt wie der unsrigen, in der alles vermessen und gewichtet wird. In meinem Kopf breitete sich eine sehnsuchtsvolle Leere aus, die ich in Briefen an meinen verstorbenen Sohn zum Ausdruck brachte. Für mich ist das Schreiben wie eine Brücke zu einer anderen Welt. Es bringt mich in Verbindung mit meinem verstorbenen Sohn. So bleibt er mir trotz Ferne nah.
Zunehmend befreite ich mich von dem Irrglauben, dass nur das wahr ist, was wir mit unseren Sinnen erfassen können. Wann immer ich auf meine Seelenbilder – wie ich meine gemalten Bilder nenne – blicke, kann ich jene Spur der Weite entdecken, die mich ahnen lässt, dass es so etwas wie einen tragenden Grund in meinem Leben geben muss. Ein Sein, das alles Dasein dieser Welt übersteigt.
Es ist die Liebe, immer wieder die Liebe, die Zeit und Raum überwindet.

»Wenn Trauer sich in Liebe verwandelt, werden Tränen zu Perlen«,

hatte ich einmal gesagt. Doch noch war die Zeit der reifen Perlen nicht gekommen. Noch hatte ich das Gefühl, als müsse ich noch tiefer eintauchen in das Meer der Trauer.

Wachgerufen

Traum oder Wirklichkeit? Ich war mir nicht sicher. Eben noch hatte Axel neben mir gesessen. Gemeinsam waren wir unterwegs auf einer Zugreise. Auf einer der vielen Stationen war er ausgestiegen und zum nahen Kiosk gelaufen.

Als er sich wieder zu mir in den Zug begeben wollte, hatte dieser sich bereits in Bewegung gesetzt. So musste ich mit ansehen, wie mein Mann eiligen Schrittes eine Weile neben dem Zug herlief, wild mit den Armen fuchtelnd, so als wollte er mir noch etwas nachrufen.

Doch wenn ein Zug erst einmal ins Rollen gekommen ist, gibt es kein Zurück.

Es war zu spät. Der Zug war abgefahren. Nicht nur für Axel. Auch für mich, die ich nun allein weiterreisen musste. Ohne Fahrkarte, denn die Reiseunterlagen befanden sich bei Axel.

Aber was noch viel schlimmer war, ich war ohne Kontakt zur Außenwelt, denn mein Handy hatte ich in der Eile zu Hause liegen gelassen.
Die Suche nach einem Schaffner, der mir gegebenenfalls hätte weiterhelfen können, blieb erfolglos. Hinzu kam, dass ich in der großen Aufregung vergessen hatte, mir den Namen des Bahnhofs einzuprägen, an dem mein Mann ausgestiegen war.
Was sollte ich tun?
Allein unterwegs. Das rief Bilder der Kindheit wach. Mit fünf Jahren, noch lese- und schreibunkundig, hatte man mich von der Caritas zur Erholung auf eine weite Reise geschickt. Über Tage und Nächte unterwegs, umgeben von Menschen, deren Sprache ich nicht verstand. Ohne Möglichkeit der Rücksprache mit der Mutter, denn zu einem öffentlichen Telefon hatte ich keinen Zugang und das Mobiltelefon war auch noch nicht erfunden. Um den Hals trug ich eine Art Laufzettel, auf dem vermerkt war, wohin die Reise ging. Ich muss mich damals wie ein Paket gefühlt haben, abgegeben, abgestempelt, abgeschickt.
Was die Ortung betraf, so wäre damals wie auch heute ein Handy von Vorteil gewesen. *Doch wenn das Funknetz unterbrochen, die Verbindung wie aufgehoben erscheint, gewinnt das an Bedeutung, was Erinnerung in uns wachruft.*

Von diesem Gedanken wachgerufen, blickte ich auf Axel, der tief und fest noch immer neben mir schlief. Und wieder fragte ich mich:
Traum oder Wirklichkeit?
Auf gefühlsmäßiger Ebene gibt es für mich keinen Unterschied.
Alles ist und bleibt gegenwärtig.
In meinem Inneren abgelegt. Abgespeichert wie auf einem Tonträger. Oder einer Filmrolle, von der ich annahm, dass sie mein ganzes Leben enthält. Und ich, die ich versuche, mir Szene für Szene zu erschließen, komme mir vor wie eine Kinobesucherin, die immer nur Ausschnitte ihres Lebensfilms zu sehen bekommt. Allzu gerne hätte ich den vollständigen Film gesehen. Aber dazu war es wohl noch zu früh.

Im Rad der Trauer

Ich erlebte mich wie im falschen Film.
Wenn man mich fragte, was sich in diesem Film abspielt, so käme ich sicherlich auf das Rad der Trauer zu sprechen. Ein Rad, mit dessen Hilfe ich schon damals, als Trauerbegleiterin, versucht hatte, den Verlauf von Trauer zu beschreiben.

Das Rad der Trauer gilt als unberechenbar, denn es gibt weder Maßstab noch Maßzahl in der Bewegung von Trauer.
Mit seinen 24 Speichen, die unterschiedliche Gefühlsmomente in der Trauer versinnbildlichen, steht es selten still.
Die Gefühle am Anfang des Trauerprozesses reichen von Fassungslosigkeit, Verlassensein bis Untröstlichkeit. Allzu leicht kann da Trost als Vertröstung empfunden werden.

Körperlich fühlen sich Trauende oft so, als hätte man ihnen eine schwere Last aufgebürdet. Krankheiten, Energielosigkeit, Schlaflosigkeit und Benommenheit sind die Folgen.
Anfang und Ende im Kreislauf der Trauer bleiben unbestimmt.
Oft erleben sich Trauernde als unkonzentriert, ruhelos und unfähig, Entscheidungen zu treffen. Es ist ein Weg über holprige Straßen und Brücken. Mit vielen Umwegen, die nur ein Ziel haben: die Trauer sichtbar, greif- und begreifbar werden zu lassen.

Am schwersten zu ertragen ist auch für mich noch immer der ständige Wechsel der Gefühle. Auch wenn es mir hin und wieder gelingt, die Trauer wie ein Kleid abzulegen, so kann ich mich dennoch im nächsten Moment hineingezogen fühlen in die Tiefe eines Schmerzes, der mir den Eindruck vermittelt, am Anfang meiner Trauer zu stehen.
In meinem Kopf sind die Gefühle vom Beginn der Trauer noch immer unsortiert.
Gefühlsmomente aus Wut, Sehnsucht, Liebe, Verzweiflung, Leere und Hoffnung. Denn noch immer steht mein verstorbenes Kind im Mittelpunkt meines Lebens. Auch und besonders in den Momenten, in denen ich nicht damit gerechnet habe.

Eine Erinnerung, hervorgerufen durch ganz banale Dinge des Alltags.
Ein Bild, ein Gegenstand, der mir gerade in die Hände fällt.
Mit jeder kleinsten Regung kann das Gefühlsrad meiner Trauer aus Hoffnung, Trost und Verzweiflung von neuem in Bewegung gesetzt werden.
Ich blicke auf das Rad der Trauer und erkenne, dass sich in all den vielen Jahren der Trauerbewegung nicht viel geändert hat. Jedenfalls nicht an ihrem Verlauf. Dreht es sich doch noch immer, das Rad. Mal langsam – und dann wieder recht schnell.
Das Einzige, was mir auffällt, ist, dass es häufiger Zeiten gibt, in denen das Rad sich unvermittelt rückwärts bewegt, so dass ich meine anfänglichen Gefühle der Trauer wie in einem zurückgespulten Film im Rückwärtsgang betrachten kann.
Ist das vielleicht der Grund, warum ich mich immer wieder rückwärts bewege? Nicht nur auf meinem Gang zur Brücke, wo ich das Rückwärtsgehen für mich entdeckt habe. Auch auf dem Wasser bewege ich mich rudernd mit dem Blick zurück.

Zeit der Besinnung

Ich liege. Ich liege und warte, dass etwas passiert. Aber es passiert nichts. Nicht wie damals. Aber es passiert in meinem Kopf.
Ich sehe mich als Brücke. Auf die eine Seite wechsele ich, um zu empfangen.
Auf der anderen Seite reiche ich das Empfangene weiter.
Ich weiß, um eine Halt gebende Brücke zu sein, muss ich überschaubar und unverstellt sein.
Was mich innerlich wie äußerlich zusammenhält, ist ein Strom von Lebendigkeit, den ich verspüre, wenn ich mich mit ganzem Herzen einer Sache hingebe. Wenn ich schreibe, wenn ich male. Es ist ein Leben in Seelentiefe. In allem, was ich zu Papier bringe, leuchtet etwas von meinem verstorbenen Kind auf, so dass die Gewissheit in mir wächst, dass es die Trennung zwischen Diesseits und Jenseits nicht gibt.

Ich lasse mich von meiner Sehnsucht treiben, und schon ist mir der geliebte Sohn nah.

Im glitzernden Schnee.
Im Frühlingsstahl am Morgen.
Im fallenden Blatt.

Er spricht zu mir in Worten des Herzens, die tief in meinem Inneren zum Klingen gebracht werden, wann immer ich mich der Kraft der Liebe anvertraue.

Es ist ein Erwachen in einer anderen Welt, an die ich mich in kleinen Schritten heranwage. Tastendes Suchen nach tragendem Grund, an der Grenze zwischen Sichtbarem und Unsichtbarem. Denn noch ist die Zeit der klaren Deutung nicht gekommen. Noch lebe ich unter einer schützenden Decke aus Trauer und Sehnsucht.

Was ist wahr?

Ich suche nach einer Formel, einer Wendung, durch die ich meinen Erfahrungen an jener Schwelle zur anderen Welt einen Ausdruck geben könnte. Ich erlebe jene Welt wie eine fiktive Landschaft, die allein dadurch an Lebendigkeit gewinnt, dass ich ihr in Worten und Bildern einen Ausdruck gebe.

»Wann gilt ein Ereignis als wahr?«,

frage ich mich.
Wenn es in den Medien steht? Wenn jemand ausgiebig darüber berichtet? Kann etwas auch wahr sein, das keine Ablichtung in unserem Tagesbewusstsein gefunden hat?
Wenn fünf Menschen den Hergang eines Unfalls wiedergeben, kann es leicht passieren, dass wir fünf völlig unterschiedliche *Wahrheiten* vermittelt bekommen.

Für mich ist allein schon das wirklich, was wirkt. Wenn auch auf einer anderen Ebene des Bewusstseins. Eines umfassenderen Bewusstseins, das sich mir als Weltenseele zu erkennen gibt.
Eine Seele, aus der heraus mein Sohn mir folgende Botschaft zuspielt:

Wenn ihr der Liebe in eurem Herzen nur mehr Raum geben würdet! Diese Welt könnte noch mehr zusammenwachsen!
Ihr vernetzt doch sowieso alles! Hier ein Kabel, dort ein Kabel, die ganze Welt ein Netzwerk!
Warum vernetzt ihr immer nur eure Computer, Organizer, iPods und iPads, Handys? Ihr habt etwas vergessen.
Ihr habt vergessen, eure Herzen anzuschließen.
Vernetzt endlich eure Herzen!

Suche in der Trauer

Trauer ist berühren
und berührt werden,
in geteilter Sprachlosigkeit
innehalten,
wo einer statt meiner
das Zeitliche segnet.

Immer wieder malte ich ein Haus. Ich nannte es mein Haus der Trauer. Es ist ein Haus ohne Fenster, ohne Türen. Ohne Ausblick, aber auch ohne Einblick. Und so begann ich, mir andere Räume zu erschließen.

Ich betrat dunkle Räume. Helle Räume. Räume für den Rückzug und Räume für die Öffnung. Aber auch Räume wie in Märchen, die noch einige Zeit verschlossen bleiben müssen, weil es noch zu schmerzhaft für mich wäre, sie zu betreten.

Doch irgendwann, das weiß ich ganz genau, werde ich mir einen Pinsel schnappen und ganz viele Fenster und Türen an die leeren Wände meines Trauerhauses malen. Türen, die mich zu meinem geliebten Sohn führen.

Denn Trauer ist die Suche
nach einer verlorenen Zeit,
die hier und jetzt empfunden werden will
in Zeichen, Bildern und Träumen.

Manche Träume erlebe ich wie Reisen in eine andere Welt.
Einmal träumte ich, ich wäre ein Schiff ohne Hafen.

Ich bin ein Schiff ohne Aussicht auf Veränderung,
denn man hat mich an einem fremden Ufer unter einem Banner der Trauer vertäut.
Nicht dass ich seeuntauglich wäre.
Es ist das Schicksal all jener Menschen,
die bei mir Zuflucht gefunden haben,
das mich daran hindert, meinem eigenen Kurs der Trauer zu folgen.

Das Eintreffen all der Trauernden kann einen Schiffskörper ganz schön ins Wanken bringen. Ich erlebte es wie eine Erschütterung meines Selbst. Denn an Bord eines solchen Schiffes kommt immer wieder mal Bewegung auf, so dass ich mich hin und wieder frage, ob ich diejenige bin, die sich bewegt, oder ob ich von all den anderen Trauernden bewegt werde.

Die Trauer einer Trauerbegleiterin

Nichts kann einen Menschen
tiefer erschüttern als der Tod.
Er gehört zum Leben,
das nur dann groß sein kann,
wenn ein Mensch in engster Verbundenheit
mit den Kräften lebt, die weit über ihn hinaus
sein Dasein bestimmen.

Für mich wurde der Tod - durch den frühen Verlust meines Kindes - zu einem Teil meines Lebens.

Nicht ausweichen, nicht wegducken.
Die Sprachlosigkeit teilen.
Trauernde in ihrer Befindlichkeit wahrnehmen.
Ihnen die Zeit zugestehen, die sie benötigen.

Das waren meine ursprünglichen Gedanken im Umgang mit Trauernden gewesen. Jetzt fühlte ich mich gezwungen, diese für mich selbst umzusetzen. Immer wieder musste ich aufpassen, dass ich mich in meiner Trauer nicht selbst aus den Augen verlor. Wenn mich jemand damals gefragt hätte, wie es mir geht, hätte ich diese Frage nur mit einer hilflosen Geste beantworten können. Ich war mir in meiner Trauer als Trauerbegleiterin selbst abhandengekommen.

Es war ein Gefühl allgegenwärtiger Ohnmacht. In solch einer Situation machte ich die Bekanntschaft mit meiner ersten therapeutisch herbeigeführten Nachtodkommunikation (Induced After-Death Communication).[1] Für die dabei erforderliche bildliche Vorstellung wählte ich den Moment, als der Pastor und die Polizisten die Todesnachricht überbrachten und mir zugleich den Zutritt zu meinem verunglückten Sohn verwehrten.

Ich konnte es nicht ertragen, einerseits die grauenvollen Bilder des Unfalls im Kopf zu haben und gleichzeitig nicht zu meinem toten Sohn zu dürfen. Ich wollte doch nur zu meinem verstorbenen Kind, um zu begreifen, was ich so nicht "be-greifen" konnte.

Unter meinem Herzen, dort wo ich mein Kind zum ersten Mal spüren durfte, war der Schmerz am allergrößten. Ich fühlte mich hin- und hergerissen zwischen dem Wunsch, meinem Kind *nachzusterben* und es gleichzeitig wieder zurück ins Leben zu holen.

Beim Eintauchen in die Ereignisse von damals sank ich mehr und mehr auf meinem Stuhl zusammen. Es war ein Gefühl, als drücke mich eine unüberwindbare Kraft mit aller Macht in die Erde und ich müsse in Grund und Boden versinken.

Wie lange dieser Schmerz anhielt, kann ich nicht sagen. Ich weiß nur noch, dass ich nicht schlecht staunte, als ich nach einer längeren Ruhephase meine Augen öffnete und einen Berg benutzter Taschentücher vor mir liegen sah.
Was sich dann ereignete, wäre ohne die Fließkraft der Tränen wohl nie möglich gewesen. Für mich noch immer unfassbar, *out of the blue*, wie Dr. Allan Botkin es nannte, geschah Folgendes:

Vollkommen unvermittelt erhob ich mich – und nicht nur das, ich kam mit einer Festigkeit zum Stehen, wie ich es in dieser Situation nie für möglich gehalten hätte.
Ich weiß es noch wie heute, wie ich zum Therapeuten sagte, er könne jetzt ruhig nach Hause gehen, da ich jetzt so viel Halt gefunden habe, dass mich keine zehn Pferde fortbewegen könnten. Gleichzeitig hörte ich Cajus sagen:
Mama, ich will doch nur, dass es dir gut geht.

Wie eine Welle

Diese Worte meines Sohnes gehört zu haben, bedeutete für mich, in meiner Trauer aufgerichtet worden zu sein. Ging es mir doch immer gerade dann schlecht, wenn es mir mal gut ging. Doch nun, da mir mein Sohn unmissverständlich zu verstehen gegeben hatte, dass er wolle, dass es mir gut geht, fasste auch ich neuen Lebensmut.
Wie von einer Welle vom anderen Ufer wurde ich von Gedanken und Gefühlen heimgesucht, die mir verdeutlichten, dass es meinem Kind dort in jenem anderen Licht auch gut geht.

Unverwechselbare Form im Blatt,
im Blütenkelch, im Embryo,
Keimblatt des Werdens und Vergehens,
Durchbruch, Übergang,
Tor, am Ende jenes lichten Tunnels.

Ich begann zu ahnen, dass hinter jeglicher Erscheinung ein tiefes, unumstößliches Dasein schlummert.

Es war ein langer, trockener Sommer.
Regentropfen begannen,
die verdorrte Erde aufzuweichen.

Ein Tropfen fiel auf ein Blatt.
Ein Blatt wie ein Leben,
das soeben noch am Kirschbaum hing.

Gestern noch voller Leben, heute bereits Teil der Erde. Dabei sind wir doch alle Teil eines umfassenden Daseins, ob im Mutterschoß oder als Blatt eines weit verzweigten Baumes.
So unbegreiflich uns der Tod auch erscheinen mag, für mich ist er nichts anderes als die Abwesenheit von Leben.
Aus dieser Welt herausgestorben sehe ich meinen Sohn im Dasein einer Weltenseele aufgehoben.
Ich erlebe den Tod als das Ende meiner Sicht.
"Erst wenn du mich suchst, ohne mich zu suchen, in einem umfassenderen Bild, wirst du mich finden. Fern allen menschlichen Seins", gab mir der in die Zukunft Geschiedene zu verstehen.

Große Weite innen

Ich fühle, dass es etwas gibt, das alles Wissen übersteigt. Ich nenne es Kraftfeld der Liebe. Es zeigt sich mir in einer großen Weite innen.
Denn nicht Füße, nicht Meter, auch nicht Meilen trennen uns von jenem anderen Sein. Manchmal scheinen es nur kleine, unscheinbare Schritte zu sein, mit denen wir uns auf ein neues Bewusstsein zubewegen.
Ich komme zu der Erkenntnis: Nichts auf Erden geht verloren. Auch wenn nichts bleibt, wie es einmal war.

Unsichtbare Welt,
ich erahn dich.

Untastbare Welt,
ich erspür dich.

Unbegreifliche Welt,
du berührst mich
in der Tiefe meiner selbst.

Nie war der Himmel mir so nah wie in den Worten der Weltenseele:

Gehe zu den anderen! Sei Kraftquelle, sei Licht. Verschenke deine Liebe, so wirst du ohne Angst durchs Leben gehen. Bis einst deine Stunde kommt, in der auch du hinüberschreiten darfst in ein Dasein voller Licht und Liebe.

Doch noch ist es mir nicht vergönnt, die Weite eines anderen Daseins zu erfassen. Noch blicke ich wie durch einen fernen Spiegel.

Leben in Seelentiefe

Jemand, der vor einem Abgrund steht, braucht etwas, woran er sich festhalten kann. Mein Geländer, an dem ich mich in meiner abgrundtiefen Trauer entlanghangelte, war für mich neben dem Malen der kreative Umgang mit der Trauer. Eine Therapie, die ich mir selbst als Eigentherapie verordnete. Neben Getöpfertem, in Stein Gehauenem und Gemaltem entstanden Wortsplitter, mit denen ich zum Ausdruck bringen wollte, was mich in meiner Trauer bewegte und wovon ich mich bewegen lassen wollte.

Mir ist klar, dass es weder verbindliche Ausdrucksformen noch Regeln noch Maßstäbe gibt, mit denen sich Trauer hinreichend erfassend ließe. Als ich in einem Beileidsschreiben nach dem plötzlichen Tod meines Sohnes den Satz las “Ich habe keine Worte”, wurde mir bewusst, dass auch mir

die Worte fehlten. Und so blieb mir nichts anderes übrig, als das, was ich nicht in Worte zu fassen vermochte, anderweitig zum Ausdruck zu bringen.
Damit meine Trauer nicht im Kopf blieb, formte ich aus Ton nach, wonach ich in meinem Leben nicht mehr greifen konnte. Ich ermalte mir ein Trauerhaus, in das ich unmöbliert einzog, um es sogleich von neuem zu übermalen. Versenkte und verschenkte mit Worten versehene Kieselsteine, sogenannte "Steinbriefe", die ich später bei der Gartenarbeit wiederfand. Schritt für Schritt, im Wandel der Trauer, näherte ich mich in Bildern und Texten jener Welt, die mir neue Wege der Trauerbewältigung eröffnete. Ein Bild sollte mir, als Spiegel meiner Seele, besonders zu Herzen gehen. Es stellt ein in sich ruhendes Pferd dar, das sich in einer unausrottbaren Wildnis aufzulösen scheint.
Immer wieder fragte ich mich, wie ich beim Malen so viel Kraft schöpfen konnte, da ich mich doch fühlte, als wäre ich meinem Kind *nachgestorben*.

Woher kamen all die vielen Bilder, die aus der Tiefe meines Unterbewussten zu mir aufstiegen?
Ich kannte die Antwort nicht, dennoch hörte ich nicht auf zu malen. Nacht um Nacht und Tag um Tag ließ ich all meine Gefühle auf die Leinwand fließen. So unbegreiflich es mir auch erschien, in allem, was ich tat, um meiner Trauer einen Ausdruck

zu geben, war mir das geliebte Kind nah, wenn auch in einem anderen Licht. Wenn ich malte, etwas in Ton oder Stein formte oder meine zerstreuten Gedanken zu einer Collage verarbeitete.

Mit dem Blick
auf das Verlorene,
verändert ist alles.

Immer und nie wieder,
überall seh' ich dich,
in Zeichen, Bildern und Gesten.

Was bleibt mir denn, als doch zu glauben,
dass du es bist, der noch in tiefem Schweigen
ganz deutlich zu mir spricht.

Fenster zum Himmel

Schon oft habe ich die Stimme meines verstorbenen Kindes vernommen. Manchmal befand es sich in einem Alter, das seinem Todesalter entsprach, und oft in einer Lebensphase, in der es noch auf meine Hilfe angewiesen war.
Eines Tages jedoch erschien mir Cajus in einem Alter, das er auf Erden nicht hatte erreichen können. Groß und stark stand er vor mir, so als wäre er in den zehn Jahren seit seinem Fortgang aus dieser Welt weitergewachsen.
Ich machte einen Schritt auf ihn zu und wollte ihn gerade mit den Worten in die Arme schließen:

»Schön, dass du du wieder da bist!«,

da wich er mir mit den Worten aus:

»Ach was, Mama, ich war nie weg. Du bist diejenige, die die ganze Zeit weg gewesen ist.«

Während ich noch darüber nachdachte, worin meine Abwesenheit bestanden haben könnte, wurde mir bewusst, dass ich es war, die meinen Sohn aufsuchte und nicht umgekehrt.
Mit diesem Blickwechsel erlebte ich die Wirklichkeit jener anderen Welt wie ein Dasein, das sich durch mich hindurch spiegelt. Und mich selbst wie die Projektionsfläche eines viel größeren Seins.
Was mich schon heute mit jener anderen Welt verbindet, ist die Liebe zu meinem verstorbenen Sohn. Wie ein Satellit umkreist er mich. Er schickt mir Nachrichten, die mich aufrichten und darüber nachdenken lassen, was ein Satellit benötigt, um in Kontakt mit der Erde zu bleiben.
Mir wird bewusst, dass ein Satellit einen ausgewogenen Abstand zur Erde benötigt. Nicht zu nah, aber auch nicht zu fern. Und dass es meine Aufgabe hier auf Erden sein könnte, die Balance zwischen Nähe und Ferne zu bewahren. Damit die Verbindung zu meinem verstorbenen Kind nicht abreißt und sich das Fenster zum Himmel von neuem öffnen kann.
Doch der Tod war nun mal in mein Leben getreten und hatte nicht einmal angeklopft. Er stand einfach eines Tages unangemeldet im Raum. Und mit ihm der Schmerz. War es möglich, dass der tiefe Schmerz eines Tages nachlassen würde? Wollte ich das überhaupt? Was wäre dann? Wäre ich dann noch in der

Lage, all die vielen Bilder zu malen und Bücher zu schreiben, die mich zu einer Künstlerin und Autorin machten?

Ich kann mich noch gut daran erinnern, als jemand mich mit den Worten ansprach: "Ach, da kommt ja unsere Künstlerin." Unwillkürlich drehte ich mich um, in der Annahme, dass nicht ich, sondern jemand anders gemeint sein müsse. Aber da stand niemand. Jedenfalls nicht in diesem Augenblick.

Seit jener Zeit fühle ich mich angespornt weiterzumalen. Eine Vielzahl von Metamorphosen ist seit jenen Jahren des Unfalls meines Sohnes entstanden. *AufderSucheBilder* mit einem mehr oder weniger offenen Ende. Denn es kann immer wieder passieren, dass ich meine Bilder übermale.

Aus der Zeit gefallen

Das Übermalen war für mich zu einer täglichen Übung geworden. In Bildern mit Titeln wie *Übergang*, *Leichtes Spiel*, *Präsenz* und *Zeitversetzt* erlebte ich mich wie aus der Zeit gefallen. Aus einer Zeit, die mich nicht mehr berührte, nachdem ich den Eindruck hatte, dass sämtliche Uhren in unserem Haus stehen geblieben waren.

Wo waren die Stunden der Leichtigkeit und Unbeschwertheit geblieben?

Das Einzige, was ich wahrnahm, war Stillstand.

In meiner Welt hatten die Uhren ihren Geist aufgegeben.

An ihre Stelle war die Leere getreten.

Vollkommene Leere und das Eintreten in ein Nichts.

Durch die angehaltenen Zeiger der Uhr im Haus meiner Trauer wurde mir bewusst, dass jetzt eine neue Zeit beginnen könnte.

Eine neue Zeit beginnt

... kann beginnen, wenn wir es zulassen.

Zeit - ewige Bewegung -
geht weiter - weiter.
Cajus' Tod - scheinbarer Stillstand -
hat neue Bewusstseinsöffnungen ausgelöst.

Der innere Blick wird geweitet, geschärft,
macht Hintergründe deutlich.
Vielleicht ist die Zeit der klaren Deutungen noch
nicht reif. Alles muss seinen Weg gehen.
Vielleicht lehrt uns die neue Zeit
auch Geduld zum Wachsenlassen.
Wenn wir es zulassen.

Der Trauer begegnen

Statt in der Trauer zu ertrinken, schenke ich ihr Raum.
Für mich ist Trauer eine alte Frau und die trägt ein schwarzes Kleid.
Ich gehe auf sie zu. Spreche sie an. Zuweilen begrüße ich sie wie eine alte Bekannte.
Zeitvergessen kann ich Stunden mit der Schwarzgewandeten verbringen, denn die Trauer hat das Talent der ungeteilten Aufmerksamkeit. Wenn ich auf meinen ausgedehnten Spaziergängen, auf dem Weg zur Brücke, von meinem verstorbenen Kind rede, weicht mir die treue Begleiterin nicht aus. Sie hüllt mich ein in ihr schützendes Gewand der Trauer.
Ein Kleid, das trägt. Besonders dann, wenn ich das Gefühl habe, nicht mehr hinterherzukommen. Wenn mein Kopf etwas anderes sagt als der Bauch. Aber es gibt auch Momente, in denen die Trauer

Unnahbarkeit und Kälte ausstrahlt. Dann ist die Zeit für mich gekommen, mir einem anderen Begleiter zu suchen.
Ich wähle den Trost.
Trost erlebe ich wie einen umsichtigen Boten, der mir auf besonnene Weise Zuversicht und Hoffnung entgegenträgt. Leichtfüßig kommt er daher. Im Wachen wie im Träumen fordert er mich auf, mein Leben spielerisch zu gestalten.
In einem meiner Träume bewegte ich mich mit einem Rollkoffer. Der Weg führte über Stock und Stein. Teilweise ging es so steil bergab, dass mir der Koffer in die Hacken zu rollen drohte. Um dies zu vermeiden, musste ich schneller und schneller laufen. Das Gewicht des Koffers zog mich unweigerlich in die Tiefe. Ich rief um Hilfe. Aber es war niemand da, der mein Rufen hörte. Während ich mich schon einem Abgrund näherte, erschien mir im Traum ein Kamel und bot mir - samt Koffer - einen sicheren Platz auf seinem Rücken an.
Träumend empfange ich immer wieder bildhafte Botschaften, die mir helfen, mein Leben aus einem anderen Blickwinkel heraus zu betrachten. Ich fasse Mut und steige ein in die Rolle meines zuvor erträumten Kamels:

Ich bin ein Kamel. Eigentlich wäre ich ein ganz gewöhnliches Kamel. Wenn ich nicht bis in die Spitzen meiner beiden Höcker mit Trauer vollgestopft worden wäre.
Doch die Trauer macht mich stark, so dass ich auch anderen trauernden Wesen eine Stütze sein kann. Meine Aufgabe ist es, Menschen aufzuspüren, die sich in ihrer Trauer verlaufen haben. Ich führe sie in ihre innere Wüste, wo sie ihrer Trauer nachgehen und sich selbst neu finden können.

Aus dem Blickwinkel eines Koffers sieht die Welt der Trauer schon wieder ganz anders aus:

Als Koffer für den Ernstfall, der ich nun einmal bin, ist es meine Aufgabe, mehr oder weniger Notwendiges – die Notwendendes – an Orte des Trostes zu tragen. Ursprünglich befand ich mich auf einem Dachboden, neben anderen verbeulten Koffern.
Doch wurde ich von einer Trauerbegleiterin entdeckt und zu einem Trauerkoffer umfunktioniert. Ausgestattet mit zahlreichen Trauersymbolen, die meine Trägerin von Zeit zu Zeit in Hoffnungssymbole verwandelt, ist es meine Bestimmung, Trost und Zuversicht in die Welt der Trauer zu bringen.

Erwacht aus tiefem Traum

Züge fahren und fahren.
Monotones Rattern weckt mich aus tiefem Schlaf.
Immer noch nicht angekommen.
Unermüdlich unterwegs.

Wieder und wieder erwachte ich aus meinen Träumen, um nachzusehen, ob es die Welt da draußen noch gibt. Oft kam es mir vor, als hätte ich das alles schon einmal geträumt. Als wäre das, was ich auf Erden erlebte, nicht mehr als der Traum eines ungelebten Lebens.

Was hatte sich alles geändert seit dem plötzlichen Tod meines Kindes?
War ich es, die sich verändert hatte, oder nur mein Weltbild?
Nein, es war nicht die Welt, die sich verändert hatte. Es war vielmehr meine Sicht auf die Welt.

Mein ganzes Leben war auf den Kopf gestellt worden. Man sagt, wenn ein erwachsener Mensch stirbt, dann stirbt für die Hinterbliebenen die Vergangenheit. Wenn ein Kind stirbt, dann stirbt für sie die Zukunft.

Mit dem Tod von Cajus, der nicht mehr Kind und noch kein Erwachsener war, ist für meinen Mann, unsere beiden erwachsenen Töchter und mich die Vergangenheit und die Zukunft zugleich gestorben. Jedenfalls eine Zukunft, so wie wir sie uns erträumt hatten.

Stattdessen ist eine Zeit angebrochen, in der wir das Erbe des Sohnes und Bruders weiterzutragen haben. Doch wie kann das Erbe eines jungen, lebensfrohen Mannes aussehen?

Für mich als Mutter, die ich zunächst das Gefühl hatte, als wäre ich diejenige, die gestorben war, bedeutet es, dem kurzen, aber intensiven Leben meines Sohnes nachträglich eine Bedeutung, einen Sinn zu geben. Damit er, der Sohn und Bruder, nicht totgeschwiegen wird, sondern weiterlebt.

Was ich durch meine Träume erfuhr, schrieb ich auf. Was ich empfand, bekam einen Ausdruck auf der Leinwand.

So entstanden Bilder von Tiefe und Weite.

Für mich ist es ein Trost, diese Bilder zu haben.

Wer führt Regie?

Was wäre aus Cajus geworden wäre, wenn er damals nicht mit siebzehn Jahren gestorben wäre? Er wäre nicht der, für den ihn viele noch immer halten.
Nicht nur äußerlich, auch innerlich wäre er ein anderer geworden.

Immer wieder suche ich nach dem, der in diesem verrückten Spiel Regie führt. Der dies alles zu verantworten hat. Die Antwort könnte mir mein Herz geben, aber es schweigt. Und so sitze ich stumm vor dem Drehbuch meines Lebens, in der Hoffnung, den Sinn irgendwann einmal begreifen zu können.
Vorsichtig Strähne für Strähne meines leicht ergrauten Haares von einer auf die andere Seite kämmend frage ich mich, was bleibt, wenn alles von

mir abfällt? Es ist klar, wir bekommen unseren Körper nur für eine begrenzte Zeit geliehen. Alles ist Übergang in eine andere Welt.

Was ich erlebte, erfühlte und erlitt, mündete in mein Tagebuch. Erinnerungen, Worte, Gedanken, Gefühle, wie ich sie auf der *Festplatte meines Lebens* tanzen sehe. Ich rufe sie nacheinander ab, all die Zeichen. Denn ich will jedes noch so kleine Zeichen wertschätzen. Und so offen bleiben für die Frage, was es bedeutet, tot zu sein.

Tot zu sein,
bedeutet für mich,
in der Zukunft zu sein.

Fühlen und verstehen

In ungeahnte Erfahrungsräume hineinwachsen,
mich immer wieder ergreifen lassen,
wenn auch der Kopf nicht begreift.

Wieder und wieder träumte ich von Verlorenem. Einmal war es die Handtasche, nach der ich in meinen Träumen verzweifelt suchte. Ein anderes Mal der Schal. Alles, was mir wichtig und notwendig erschien, konnte zu einer Verlustübung werden. Nach dem Motto "Try to find the missing in what remains", machte ich mich auf den Weg, das *Verlorene* im *Bleibenden zu finden*. Mit dem Verlust, der nicht mehr wegzudenken war, suchte ich nach dem, was mir geblieben war.
Mit dieser Einstellung machte ich mich wieder auf den Weg zur Brücke. Schritt für Schritt lernte ich, jeden noch so kleinen Verlust zu durchdringen. Wer so über eine Brücke geht, der geht nicht allein.

Zu meinem verstorbenen Sohn gewandt sprach ich die Worte:

In meinem Herzen fühlte ich dein Kommen schon recht früh, noch bevor du in mir Gestalt annahmst. In ersten zarten Bewegungen unter meinem Herzen, die immer heftiger wurden, mit der Gewissheit deines Werdens außerhalb meiner selbst.
Ein Wunder, gezeugt ja, doch schon erkannt in einer anderen, einer vorbewussten Welt, einer Welt, aus der wir alle kommen.

Seit dem Fortgang meines Sohnes beschäftigen mich Fragen wie:

Wer bin ich?
Woher komme ich?
Wohin gehe ich?

In bisher nicht gekannten Worten hörte ich meinen Sohn sagen:

Wir, die Verwandelten – ihr nennt uns »Verstorbene« – sind eine Botschaft für die Welt.
Wir sind nicht mehr und nicht weniger als eine Erscheinung der Zeit.
Stell dir einen Gedanken vor.
Wie er gekommen ist, so verflüchtigt er sich wieder.

Manchmal erscheine ich dir in einem Gedanken, in einer Eingebung, dann wieder in einem Gefühl, einer

Ahnung. Weder an Raum noch an Zeit gebunden, kann ich dir immer und überall nah sein.

Denk an einen Sonnenstrahl. Mit seinem Licht durchwärmt er alles: deine Haut, das Fell unserer Katze, die kleinen Käfer, die jetzt aus der Erde krabbeln, alles. Vom Kleinsten bis zum Größten. So musst du dir mein Dasein vorstellen. Denn auch ich stelle eine Verbindung zu dir und diesem Licht dar. Nur dass es ein Licht ist, das du noch nie gesehen hast. Viel größer, viel heller, als alles Licht auf Erden.

Nach und nach öffnete ich mich für die lichten Worte meines Sohnes.
Ich schenkte auch jener Stimme Aufmerksamkeit, die sich mir als Weltenseele zu erkennen gab:

Frage nicht nach dem Warum. Frage nach dem Wozu! Nach einem neuen Sinn. Dein Sohn ist nie fort gewesen. Bevor er auf diese Welt kam, war er schon da, in deinem Herzen angelegt. Und genauso ist er jetzt noch immer bei dir. Wenn du ihn auch nicht sehen kannst, so ist er doch bei dir.

Es gibt vieles, was du noch nicht erkennen kannst.
Es ist keine Frage des Sehens oder Erkennens.
Es ist eine Frage des Herzens.
Mit deinem Herzen wirst du fühlen und verstehen.

Selbstvergewisserung

Können Gefühle täuschen?
Ich traute meinen Gefühlen und trug sie in meine Bilder, in meine Texte. Ahnend, dass *unsere Sonne* nicht untergegangen war. Sie war vielmehr aufgegangen in einem anderen Sein. Einem Sein, aus dem heraus ich meinte, das Lachen meines Sohnes vernehmen zu können.

Ein Fluss aus Tränen
Sonne hinter den Bergen
ich hör dein Lachen.

Wenn ein Ort die Kraft besitzen sollte, das Zusammentreffen mit einem Verstorbenen herbeizuführen, dann ist es für mich der Ort, an dem ich mein Kind zum ersten Mal gefühlt habe. In meinem Inneren. Unter meinem Herzen. Dort kann ich die Nähe meines Kindes am deutlichsten spüren.

Dennoch fühle ich mich oft so, als hätte ich die Grenze zwischen den Lebenden und den Toten schon lange überschritten, als müsse ich mich meiner selbst vergewissern.

Wieder war es November. Nacht. Die Erde grau. Der Himmel dunkel. Überhaupt, alles schien dunkel. Cajus war tot und ich lebte.
Wohin sollte ich gehen?
Da mein Mann und ich es zu Hause, in dem Haus der vielen Erinnerungen, nicht mehr aushielten, machten wir uns auf den Weg. Es zog uns hinaus zur Brücke.
Doch was sollten wir dort in der Dunkelheit anfangen?
Da hatte ich eine Idee. Ich steckte mir Teelichter und Streichhölzer ein. Als ich die Streichholzpackung in meiner Manteltasche befühlte, kam es mir vor, als täte ich etwas Verbotenes. Doch da ich nun mal den Entschluss gefasst hatte, ein Licht zur Brücke zu tragen, konnten mich keine Ordnungshüter mehr davon abhalten.
Und so dauerte es nicht lange und die erste Kerze am Brückengeländer brannte.

Es wurden mehr Kerzen.
Nachtlichter im Wind,
die fackelnd den Weg wiesen.
Für eine, die in Trauer geht.

Aber auch für jene, die nicht wissen,
wie sie auf Menschen in Trauer zugehen sollen.

Die fragen: Wie geht's?
Aber nicht weil sie mitgehen möchten,
sondern weil sie weitergehen wollen.

Ich muss niemandem sagen, wie es mir geht.

Ich gehe einfach.

In weiter Ferne geborgen

Die *Sehnsucht* nach meinem verstorbenen Kind führte mich in die entlegensten Räume meines selbst gezimmerten Trauerhauses. Schließlich war und ist vieles noch immer unbegreiflich nah.

Zunächst waren es ganz alltägliche Dinge.
Da waren Cajus' Schuhe am Eingang.
Sein Schlüsselbund. Ein aufgeschlagenes Buch neben seinem Bett. Seine noch immer eingespeicherte Handynummer. Ein aufgeschlagenes Notenbuch, aus dem er gespielt hatte. Seine Haare, die ich noch nach Wochen in einer Haarbürste fand.

Überall, wo Erinnerungen an meinen verstorbenen Sohn wachgerufen werden, folge ich seiner Spur.

In Nächten, in denen ich keinen Schlaf fand, erfuhr ich eine andere Form des Seins. Es war ein klares, tiefes Eintauchen in einen Zustand jenseits von Zeit und Raum. Ganz deutlich vernahm ich die Botschaft. Eine Stimme, die sagte:

Mama, ich schreib dir einen Brief.

Mit diesem Gedanken aufgewacht, fragte ich mich: Und? Wo ist dieser Brief?
Noch im Halbschlaf schnappte ich mir ein Blatt Papier und staunte nicht schlecht, als ich Worte und Gedanken in einem mir fremden Sprachstil zu lesen bekam. Worte, die förmlich aus mir herausgeflossen waren und die ich später zu der Nachtodbegegnung in vier Akten *Ich werde Dich finden* verdichtete. Einer Aufführung, in der ich Mutter, Sohn und Weltenseele zu Wort kommen ließ.
Dass diese Nachtodkommunikation möglich ist, bezeugt ein Wort, das für mich zu einem Schlüsselwort geworden ist: *wahrhaftig*. Doch alles, was in diesem wahrhaftigen Sinne geschieht, will und muss durchlebt werden.
Und so ließ ich mich tiefer und tiefer fallen in eine für mich noch immer rätselhafte Welt, begleitet von den ungewöhnlichen Worten meines Sohnes:

Hier bin ich, schau mich an.
Kannst du mich nicht sehen?

Schon klar, so war das nicht gemeint.
Schließlich sehen wir hier auch nicht mit Augen.
Schau mir ins Herz, dann wirst du fühlen und verstehen, was es heißt, in einem neuen Licht geborgen zu sein.
Es ist Liebe in Reinform, wie du sie nie gedacht, nie gefühlt hast.

Mit diesen Worten wurde mir vor Augen geführt, dass mein Sohn mir nur ein Stück des Weges vorausgegangen war. In eine Welt, für die ich mich erst nach und nach öffnen kann.

Zaghafte Schritte
Brücke zur anderen Welt
ein Stern funkelt zart.

Sternenverbunden

Mit den Sternen verbunden habe ich mich schon immer gefühlt. Den Sternenhimmel erlebe ich als einen Ort der Geborgenheit und Zuversicht. Obwohl doch niemand weiß, was Sterne in Wirklichkeit sind. Ein Gemisch aus glühenden Gasen? Der Zeit enthobene Gebilde?
Ich suche das Firmament förmlich nach Zeichen und Wundern ab. Das Einzige, was ich entdecke, ist eine Weite, die ich nicht in Worte zu fassen vermag. All die unzähligen und namenlosen Lichtzeichen. Wer hat sie aufgestellt? Was hält sie am Leben – und zu welchem Zweck?
Ich komme aus dem Staunen nicht mehr heraus und bin geneigt, mir vorzustellen, dass auf jede – auch noch so kleine verstorbene – Seele in der Weite des Firmamentes ein Stern wartet.

War es nicht eigenartig, dass die Sterne immer dann in meinem Leben Raum einnahmen, wenn ich es wagte, tiefer in meine Trauer einzutreten – wie in die Dunkelheit der Nacht?

Eine Begebenheit, die meinem Mann widerfuhr, werde ich nie vergessen. Es war zur nächtlichen Stunde, kurz nach dem tragischen Unfall unseres Sohnes. Wir konnten nicht schlafen und so verbrachten wir, halb sitzend, halb liegend, die Nacht bei weit geöffnetem Fenster im Bett. Den Blick auf den sternenübersäten Himmel gerichtet.
Ich musste wohl kurz eingenickt sein, denn völlig unvermittelt schreckte ich hoch, als mich Axel mit den Worten weckte:

»Ich hab ihn gesehen. Er ist jetzt ein Stern.
Ja, ein Stern, nicht weit vom Kreuz des Südens.«

Noch heute kann ich mich erinnern, wie fassungslos und überwältigt zugleich ich damals war. Hatte ich doch von meinem verstorbenen Sohn ein Bild übermittelt bekommen, ein überragendes, kosmisches und im wahrsten Sinne des Wortes einleuchtendes.
Einige Zeit später habe ich versucht, diese nächtliche Erscheinung in einem Bild festzuhalten. Es trägt den Titel *In sternenklarer Nacht*.

Es kommt mir vor, als hätte uns das Licht der Sterne vom Anfang der Trauer an begleitet. *Unsere Sonne, unser Schmerz, geborgen in Liebe.*
Mit dieser Sonne, mit diesem Schmerz und mit dieser Liebe leben wir noch heute. Denn Cajus ist und bleibt meine Sonne.

Annahme

Unser Sohn lebt nicht mehr. Nicht wie jeder andere. Er ist jetzt unser Stern, unser Begleiter. Ein guter Geist, der in unseren Gedanken und Taten weiterlebt.

Eltern eines toten Sohnes zu sein, macht uns nicht mehr bedrückt und klein. Die Trauer hat uns stark und groß gemacht. Unser Kind hat uns gelehrt, uns in der Welt der Trauer einzurichten. Sie zu erkunden wie ein Stück Neuland. Doch manchmal sehnen wir uns nach Zuspruch, nach Worten des Lebensmutes. Besonders dann, wenn wieder einmal Dunkelheit in die Welt unserer Trauer fällt.

Mut oder Zu-Mutung, fragte ich mich, als mich die Worte einer Hospizmitarbeiterin erreichten:

Dein Sohn hat seinen Körper verlassen.
Welch unsagbar schmerzlicher Vorgang!
Mein ganzes Mitgefühl!
Aber seine Seele kann nicht sterben, sie lebt ewig.
Sie lebt, für uns unsichtbar, aber fühlbar.
Fühle ihn - er fühlt dich,
sprich mit ihm - er hört dich.
Denkst du an ihn, so versteht er deine Gedanken.
Begleite ihn auf seinem eingeschlagenen Weg.
Es braucht Kraft und Mut, dass du ihn gehen lässt.
Er hat sich doch dich als Mutter ausgesucht, weil er wusste, dass diese starke Frau dieses starke Schicksal aushalten würde.

»Manche Blumen blühen nur für ein paar Tage - von allen bewundert und geliebt als Zeichen der Hoffnung. Dann sterben sie - aber sie haben das vollendet, was sie tun sollten.«

Als ich diese Worte von Elisabeth Kübler-Ross las, hatte ich das kurze Leben meines Sohnes vor Augen und es erschien mir vollendet.

Verwandlung

Gleich einer Raupe, die in dem Bewusstsein eines Schmetterlings erwacht, tastete ich mich an mein neues Weltbild heran. Wie in alten Märchen stieg ich immer wieder in den Brunnen der Verwandlung. So wurde der Brunnen, in den ich fiel, zur Quelle jener Einsicht, dass es den Tod nicht gibt. Er scheint die Erfindung derer zu sein, die das Leben fürchten.

Dass das Tun und Lassen hier auf Erden über den Tod hinaus einen Sinn haben müsse, hatte ich mir eingeredet, um nicht verzweifeln zu müssen. Doch vieles zeigte sich mir tatsächlich in einem anderen Licht. Ich erlebte es wie einen Tanz im Kosmos der Vergänglichkeit und Neuwerdung.

Was war, sollte sein.

Was sein sollte, war bereits gewesen.

Ganz deutlich vernahm ich die Botschaft:

Der Geist ist es, der die materielle Welt erschafft. Aus diesem Geist geboren, sind wir alle Kinder einer anderen Welt.

Bezogen auf jene für mich noch immer unbegreifliche Welt wollte und konnte ich nur eine Grenzgängerin sein. Es war wie ein Erwachen in einem anderen Dasein. Die Hülle, der Kokon war abgestreift. Die Flügel können trocknen für die lange Reise in die andere Welt.
Wenn es auch eine Stimme in mir gab, die mich ermahnte, das sichere Ufer nicht allzu leichtfertig zu verlassen. Denn verließe ich es, so gäbe es kein Zurück. So wie es für meinen Sohn, damals auf dem Celler Bahnhof, kein Zurück gegeben hat.
Eine unserer Töchter hatte kurz nach dem Unfall einen Traum. Im Traum gab ihr der Bruder zu verstehen, was geschehen war:

Ich ging noch mal zurück, da ich mein Handy vermisste. Habe nicht aufgepasst. Dann kam der Güterzug. Im selben Moment erschien ein Engel, der mich mitnahm.

Er war schon da, der Todesengel. Erhabenen Hauptes schritt er über ein Gräberfeld. Ein Feld eines neuen Bewusstseins?
Ich sprach von Vorahnung. Denn es scheint etwas in uns zu geben, das bereits ahnt, dass hinter jeder

irdischen Existenz ein tiefes, unumstößliches Dasein schlummert. Und der Tod nur der Horizont ist, hinter dem ein anderes, ein neues Bewusstsein aufleuchtet.

Eine innere Stimme

Jedes gemalte Bild, jeder von mir geformte Batzen Ton, jeder behauene Stein ist für mich ein Stück Selbstoffenbarung. So wird offenbar, was in meinem Inneren verborgen war.

Das Schreiben und Malen erlebe ich wie eine Selbstüberschreitung, bei der ich mich bis an die Grenzen meines Selbst herantaste. Und so schreibe und male ich mir ziemlich alles von der Seele, was mir in den Sinn kommt. Dabei stelle ich immer wieder fest, dass ich nicht mehr bereit bin, Dinge hinzunehmen, über die ich früher locker hinweggesehen hätte. Das kann sich auf Gegebenheiten beziehen, die den Zusammenhalt unter Freunden gefährden, das Gemeinschaftsgefühl untergraben, Vergangenes verdrängen oder einfach nur zum Durchhalten auffordern. Kurzum, ich bin durch meine Verlusterfahrung zwar verletzlicher und

dünnhäutiger, aber auch widerstandsfähiger und wehrhafter geworden.
Was habe ich denn noch zu verlieren?
In Zeiten großer Verunsicherung, in denen vieles aus dem Rahmen gefallen und "ver-rückt" erscheint, bin ich bereit, mich für Grenzerfahrungen in der Nähe des Todes zu öffnen. Angeregt durch meine jahrelange Hospiztätigkeit und Erfahrungen in einem buddhistischen Hospiz in Japan, gehe ich dem nach, was man im Allgemeinen unter Nachtodbegegnung versteht.
Immer wieder durchlebte ich Augenblicke, in denen jegliche Trennung zwischen Diesseits und Jenseits aufgehoben erschien und ich eine innere Stimme sagen hörte:

Steh auf und finde zu dir.
Lass dich nicht beirren von allem Ungeklärten.
Wisse, dass alles, was du tust oder nicht tust,
denkst oder nicht denkst, liebst oder nicht liebst,
bereits Eingang gefunden hat in ein anderes Sein.

Leben erfordert Wachheit und Neuanfang
an jedem Tag, zu jeder Stunde.

Erkenne den Zauber des Lebens jetzt
und auch in den letzten Dingen.
Sei wachsam.

In einem anderen Licht

Ich wusste nicht, warum, aber aus irgendeinem Grund ging mir das Wort *Perlmutter* nicht mehr aus dem Sinn. Sollte sich vielleicht eines fernen Tages mein Schmerz, wie das in einer Muschel eingeschlossene Sandkorn, zu einer Perle wandeln?
Tief in meinem Inneren empfinde ich noch immer den Schmerz von damals, als der Pastor und die Polizisten vor unserer Tür standen und die Todesnachricht überbrachten. Ich hätte alles, aber auch alles gegeben, um ja nicht diesen Moment erleben zu müssen.
Es war ein Gefühl, als hätte man mir bei lebendigem Leib alle meine Organe einzeln herausgerissen.
So als wäre alles Leben in mir zum Stillstand gekommen.
Etwas in mir war zerrissen.
Das Band zu meinem geliebten Kind.
Ich musste und wollte es von neuem knüpfen.

Wieder und wieder dachte ich an die Freude, die Leichtigkeit, das Lachen, das Cajus einst in unseren Alltag brachte.
Offen lag alles vor mir.
Ein Netz aus Gelebtem und Geliebtem.
Unzählige Anknüpfungsmomente an glückliche Zeiten.
Damals, als ich mein Kind zum ersten Mal in den Armen halten durfte. Dann, die ersten Schritte, voller Neugier und Entdeckerlust. Bis hin zu seinem jugendlichen Erwachen und all dem Blödsinn, den er verzapfte. Bis der endgültige Abschied kam, der mich wie ein Blitz aus heiterem Himmel traf. Mir förmlich den Boden unter den Füßen wegzog.
Ich sah mich einem Abgrund gegenüber. Kein Bild, keine Szene meines bisher gelebten Lebens, nichts was dieser abgrundtiefen Trauer hätte nah kommen können.

Man glaubt zu leben, bis man erfährt,
wie das eigene Kind vor einem geht
und nie wieder zurückkehrt.
Fort - immer und nie wieder - unbegreiflich!

Es kam mir vor, als bewege ich mich in eine andere Zeit. Alles erschien wie gelähmt.

Zukunft, Vergangenheit und Gegenwart aufgehoben in einem Gefühl von absoluter Leere.

Ich wollte aufstehen und konnte es nicht.
Wollte mich setzen und konnte es nicht.
Alles war gleichgültig geworden.
Ein ganzes Leben eingefroren in einem Moment.

Ich war von Sinnen, während meine Gedanken und Gefühle im Übersinnlichen Trost suchten.

Heller Stern am Firmament. In Liebe geborgen.

Wenn einst in lichtem Morgenweh'n
das Tor der Zeit geöffnet himmelwärts,
wenn Dinge, welche endlich uns umkreisen,
sich neigen einem off'nen Ohr,
führt Liebe uns zu neuem Sein.

Die Botschaft der Trauer

Nicht gelebte Trauer ist wie ein ungeöffneter Brief, ein unfertiger Satz, der, nie zu Papier gebracht, sich in Gedanken verlor.

Dies waren Worte, wie ich sie einst in der Begleitung Trauernder formulierte. Nun fühlte ich mich aufgefordert, diese Botschaft der Trauer für mich selbst zu ergründen. Wohl wissend, dass es kein Wort des Trostes gab, das ich mir selbst hätte vorsprechen können.

Ich meinte, mich neu finden, neu erfinden zu müssen. Mit allen denkbaren Möglichkeiten, die wie bewegliche Teilchen eines Kaleidoskops darauf warteten, anders zusammengesetzt zu werden.

Beim Aufgreifen von Gegenständen, die ich später zu Symbolen der Hoffnung verarbeitete, entdeckte ich die ersten Mosaiksteine auf dem Weg meiner Trauerbewältigung. So lernte ich nach und nach, das Unbegreifliche zu erkennen und zu benennen. Es gab kaum etwas, was sich nicht in Verbindung mit meinem verstorbenen Kind bringen ließ.

Ein Einkaufszettel, in einer lange nicht mehr getragen Jacke. Auf seiner Rückseite fand ich einen Hinweis auf eine Schulveranstaltung von Cajus.

Ein Junge im Flugzeug, der sich von seinem Vater den physikalischen Hintergrund des Fliegens erklären ließ, so wie Axel es einst unserem Sohn erklärt hatte.

Ein sieben Wochen alter Säugling, den ich in den Armen halten durfte und der mich so sehr an Cajus erinnerte.

Diese und viele andere Begebenheiten machten mir bewusst, dass auch ich einmal einen Sohn hatte. Sie lassen mich an meine einstige *Mutterschaft* denken.
Mutter*schaft* - wie Freund*schaft oder* Verwandt*schaft* - klingt so, als ob einem Menschen in diesem Dasein etwas verschafft, ermöglicht wird.
Für mich war die Erinnerung an die Zeit, in der ich Mutter sein durfte, etwas Einmaliges und Kostbares.

In Anlehnung an eine Schwangerschaft lernte ich Trauer wie eine *Trauerschaft* neu zu begreifen. Wehe für Wehe, wie bei einer Geburt, öffnete ich mich für die Botschaft der Trauer. Geleitet vom Geist der Liebe.

Wege der Trauer ausfindig zu machen, ist nicht leicht. Ich aber hatte mich an meinen Gang zur Brücke gewöhnt. Auf dieser Brücke stehend, sah ich mich noch einmal um, und mein Gang, der leichter geworden war, verriet, dass die Botschaft der Trauer bei mir angekommen war.

Trauer ist die Suche
nach einer verlorenen Zeit
am Ende eines Lebens,
die nicht aufhört,
hier und jetzt empfunden werden will,
in Gesten, Gedanken und Worten.
Trauer ist geschenkte Zeit,
umsorgt sein von anderen,
die fühlend verstehen,
wovon der andere spricht,
wenn er schweigt, wenn er weint.
Trauer verwandelt den,
der sich verwandeln lässt.

Eingebettet in Liebe

Im Laufe der Zeit empfand ich den Schmerz in meiner Trauer als weniger lähmend. Er war zu einer Schattierung meines Schicksals geworden. Eines Schicksals, von dem ich behaupte, dass es nur die trifft, die die Kraft haben, es auszutragen.
Im Wandel der Zeit suchte ich nach Ausdrucksmöglichkeiten für meine Trauer. Neben Gemaltem, Getöpfertem, in Stein Gehauenem entstanden Worte aus Splittern. Am Ende fügte ich zusammen, wonach ich in meinem Leben nicht mehr greifen konnte. Schlug aus einem undurchdringlich erscheinenden Steinblock heraus, was mich in meiner Trauer gefangen hielt, um es sogleich wieder in Worte zu kleiden.

Nicht
gesehen
nicht gefühlt
ein Teil von dir
eingemeißelt in einen Stein.

Griechischer Marmor
so kalt und doch so warm.

Wo fängst du an wo hörst du auf?
In meiner Trauer ohne Anfang ohne Ende.
Neu.

Kommt man einer Sache zu nah, so wird sie für unsere Sinne unscharf und als nicht mehr wahrnehmbar empfunden. Auch ich benötigte Abstand von meiner Trauer. Und so hielt ich inne und suchte nach Worten, während ich den massiven Block aus Marmor bearbeitete:

Worte finden
für den namenlosen Schmerz
meine Liebe sucht nach dir solange ich lebe.

Je mehr Kräfte ich zum Einsatz brachte, desto lebendiger, aber auch verletzlicher wurde die Form. Oberfläche und Tiefe erlebte ich wie zwei Seiten einer Medaille.

Bei allen meinen Arbeiten verfolge ich kein bestimmtes Ziel. Ich verweile vielmehr in dem, was ist. So gelange von der Oberfläche zur Tiefe.

Der Stoff der Trauer

Immer wieder erwachte ich aus Träumen, die mich erkennen ließen, wohin meine Trauer mich geführt hatte. Einmal steckte ich in viel zu großen Schuhen. Ein anderes Mal ließ ich mich von einer fremden Frau auflesen, nachdem ich mich verlaufen hatte. Im Traum erlebte ich mich untröstlich, wie im wirklichen Leben.

Die Sehnsucht nach meinem verstorbenen Kind schlich sich mir unter die Kleider, unter die Haut. In den unerträglichsten Momenten meines Lebens suchte ich nach etwas Tragbarem.

Als ich meinen Kleiderschrank öffnete, fanden sich dort all jene Kleider, die ich vor etlichen Jahren als Möglichkeit der Trauerverarbeitung zusammengestellt hatte. Kleider als Ausdruck der Hoffnungslosigkeit, Verzweiflung, Zerrissenheit. Aber auch Kleider, die aufrichten. Mut machen, die Botschaft der

Trauer in die Welt zu tragen. Von einigen Kleidern fühlte ich mich regelrecht angezogen. Ich zog sie alle - eins nach dem anderen - an. Einige Teile sogar übereinander. Denn ich wollte erfühlen, wie es ist, in Trauer zu gehen.

Einmal träumte ich zu meinem Erstaunen von einer Nähmaschine. "Was hat eine Maschine im Haus der Trauer verloren?", fragte ich mich nach dem Erwachen. - Anders als festgefahrene Gedanken und Gefühle, lässt sich eine Maschine beliebig verstellen. Sie lässt sich einstellen, umstellen, abstellen. Außerdem muss man mit ihr nicht reden.
Ich war angetan von der Idee, eine Maschine für mich handeln zu lassen. Und so ließ ich die Maschine nicht nur meterweise Stoffe der Trauer verarbeiten. Ich ließ sie sogar für mich sprechen:

Man hat mich in einem Haus der Trauer aufgestellt. Dort soll ich verarbeiten, wozu andere keine Kraft haben. Es geht um den Stoff der Trauer.

Unzählige Nadeln sind dabei zu Bruch gegangen. Denn es bleibt nicht aus, dass eine Nadel an dem derben Stoff der Trauer zerbricht.

Tagtäglich führe ich meiner fiktiven Nähmaschine Stoffe und Fäden zur Verarbeitung von Trauer zu. An diesem Trauerstoff zu arbeiten, scheint eine nie endende Aufgabe zu sein.
Das meiste, was unter meinen Händen hervorgeht, ist am Ende sogar tragbar. So auch jenes Gewand der Trauer:

Das Gewand der Trauer macht nicht schlank,
es macht glaubwürdig.

Es macht nicht groß, sondern großherzig.
Ohne zu verdecken verhüllt es,
gibt preis, ohne preisgegeben zu werden.

Selbst im Rückzug bietet es Einblick,
wo Offenbarung guttut,
lässt den, der es zu tragen weiß,
in einem neuen Licht erscheinen.

Auf Pfeilern tragender Erinnerung

Wie viele andere Trauernde erlebe auch ich mich wie eine Suchende, die dem Verlorenen nachgeht. Meine Suche führt mich immer wieder zur Brücke. Ich frage mich, was es ist, das mich immer noch mit dieser Brücke verbindet.
Es sind all die vielen Erinnerungen, die in mir aufsteigen, wann immer ich die Brücke betrete. Erinnerungen, die mir auf meinem Weg der Trauer Halt geben.

So wie eine Brücke Stützpfeiler benötigt, so brauche ich meine tragenden Erinnerungen. Hinter jedem Pfeiler, an dem ich innehalte, können Bilder des Gelebten und Geliebten auftauchen.

Mein Blick fiel auf die Krone eines ausladenden Baumes. Ein Ast fehlte, war herausgebrochen. Wie das Leben meines Sohnes aus der Mitte unseres gemeinsamen Lebens herausgerissen.

Für mich sollte sich im Angesicht dieses abgebrochenen Astes eine tiefe und zugleich hohe Sicht ergeben. So als würde sich mit dem unwiederbringlichen Verlust eines wesentlichen Teils in meinem Leben der Blick öffnen für eine andere Sichtweise.

Wann immer ich meinen Blick durch die offene Baumkrone zum Himmel lenke, überkommt mich ein Gefühl von Nähe und Weite. Eines ist mir nach wiederholten Begegnungen an der Grenze zu jenem anderen Sein bewusst geworden:

Es ist nicht möglich zu erfassen,
was uns in einem anderen Dasein erwartet.
Ich kann es lediglich umschreiben
als einen Ort des Lichts,
von dem unsere Sonne nur ein Abglanz ist.

Nachdem ich all das erfühlt und durchlebt habe, betrete ich die Brücke mit der Gewissheit, die tragenden Säulen meines Lebens erkannt zu haben.
Erinnernde Liebe.
Die Macht der Liebe kennt keine Schranken. Besonders da nicht, wo einer noch immer *das Zeitliche segnet*.

Nachwort von Christian von Kamp

Mit Dorothea Stockmar bin ich jetzt seit mehr als neun Jahren befreundet. Wir hatten uns über das Netzwerk Nahtoderfahrung kennengelernt, bei einer Tagung, die sich mit sogenannten Nachtodkontakten beschäftigte.

Ich erlebte Dorothea damals als Schauspielerin in der von ihr verfassten szenischen Darstellung "Ich werde DICH finden. Eine Nachtodbegegnung in vier Akten", in der sie den Umgang mit ihrer Trauer um ihren verstorbenen Sohn Cajus und die weiterbestehende Verbindung zu ihm zu einem Theaterstück verarbeitet hatte.

Sie und mich einte, dass ich ebenfalls eine geliebte Person verloren hatte, meine Frau, die ein halbes Jahr nach Cajus diese Welt verlassen hatte und zu der ich, wie Dorothea zu ihrem Sohn, nachtodliche Kontakte hatte.

Als wir zwei Tage später im Rahmen einer Andacht nebeneinander saßen, versuchte sie, ihren verstorbenen Sohn zu erspüren. Doch zu ihrer Überraschung nahm sie die Präsenz einer anderen Person wahr. Zunächst wusste sie nicht, wer diese Person war. Am Ende der Andacht wandte sie sich an mich mit den Worten "Ich habe sie gespürt" und fügte hinzu: "Es war Moni, deine Frau!" Sie hatte, wie sie mir nachher mitteilte, diese Worte aus sich heraus sprechen gehört, ohne dass sie es beabsichtigt hatte.

Ich bin Dorothea Stockmar sehr dankbar für die eindrucksvolle Darstellung ihres Trauerprozesses in diesem Buch. Ausdrucksstark, mit Tiefgang, zugleich mit poetischer Einfühlsamkeit beschreibt sie darin die Sehnsucht nach ihrem verstorbenen Kind und die sich wandelnde Einstellung zu ihrer Trauer in den vergangenen zehn Jahren. Hierbei zeigt sich deutlich die Entwicklung der Trauernden. Überwogen zu Beginn des Trauerprozesses der Schmerz, das Leiden unter dem Verlust des Sohnes, der "nie wieder zurückkehrt", die Hoffnungslosigkeit und Leere, so nahm im Laufe der Zeit das Gefühl der Verbundenheit mit ihm immer mehr zu.
Die Trauer verschwand nicht, doch sie wandelte sich Schritt für Schritt. Die zunächst ungetröstete Mutter betrat die "Brücke zur anderen Welt", die

Brücke der Liebe, und sie erkannte, erfühlte immer mehr, dass Diesseits und Jenseits verbunden sind, ebenso wie die Verbindung mit ihrem Sohn immer bestanden hatte, auch wenn es ihr anfangs anders erschienen war.

Immer neue Botschaften ihres verstorbenen Sohnes vernahm sie, Botschaften der Liebe und der weiterbestehenden Verbundenheit. Zunehmend befreite sie sich dadurch von dem "Irrglauben", nur das sinnlich Erfassbare sei wahr und wirklich. Sie hörte Cajus sagen: "Manchmal erscheine ich dir in einem Gedanken, in einer Eingebung, dann wieder in einem Gefühl, einer Ahnung. Weder an Raum noch an Zeit gebunden, kann ich dir immer und überall nah sein." Später teilte er ihr mit, dass das wahre Erkennen über das Herz geschieht: "Schau mir ins Herz, dann wirst du fühlen und verstehen, was es heißt, in einem neuen Licht geborgen zu sein. Es ist Liebe in Reinform, wie du sie nie gedacht, nie gefühlt hast."
Die Trauer, das Leiden hat Dorothea Stockmar "stark und groß gemacht". Sie erkannte, "dass es den Tod nicht gibt". Treffend verwendet sie die Metapher der Baumkrone: Der herausgebrochene Ast, Zeichen des Verlustes, ermöglicht erst die Sicht in das jenseits Liegende.

Dorotheas Erfahrungen mit ihrem verstorbenen Sohn waren, in dieser Art, singulär. Es gibt viele Menschen, die Nachtodkontakte erleben, jeder in einzigartiger Weise, auch wenn manche Ähnlichkeiten im Erfahrenen bestehen. Solche Kontakte und Kommunikationen können nicht nur viel Trost schenken, sondern auch das Bewusstsein und das Herz weiten. Das Buch "Begegnung zwischen den Welten" beschreibt eindringlich diese Form der Tröstung und Weitung.

Christian von Kamp

Dank

Mein Dank gilt all jenen Menschen, die mein Leben begleitet und mit Sinn erfüllt haben. Ich danke meinen Eltern für das Geschenk der Geburt. Meinen beiden Töchtern Ellen und Katrin und den Enkeln Hugo und Rosa für die Lebendigkeit und Leichtigkeit, die sie in mein Leben getragen haben.
Ich danke all den Menschen, denen ich nah sein durfte, sei es in der Begleitung Sterbender und Trauernder oder während der Bewältigung meiner eigenen Trauer.
Ferner danke ich den Mitarbeitenden im Verlag *Silberschnur* für die gelungene Zusammenarbeit, sowie dem Autor Christian von Kamp und dem Verlagsleiter Stefan Huber, die beide auf ihre Weise den Impuls zur Entstehung des Buches in dieser Form gegeben haben.
Vor allem bin ich meinem Mann Axel dankbar, mit dem ich das alles durchlebt habe. Ich hätte mir keinen anderen Begleiter und kritischeren Ratgeber vorstellen können.

Nicht zuletzt danke ich unserem Sohn Cajus, der immer noch das Zeitliche für uns segnet.

Vita

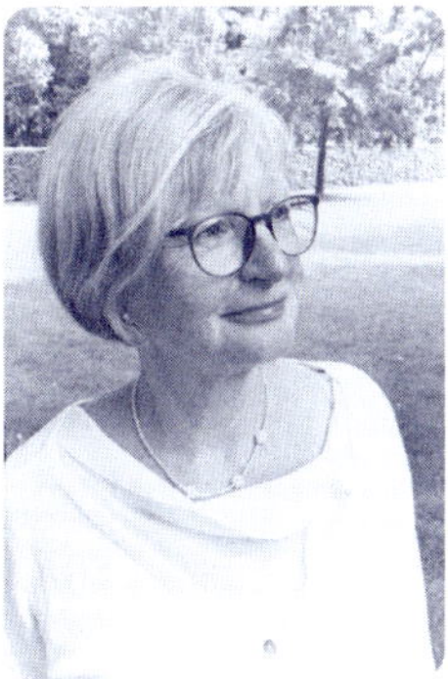

- Malerin und Autorin, Trauer- und Sterbebegleiterin, lebt und arbeitet in Celle und Berlin
- Studienaufenthalte in Asien (Japan, Birma, Philippinen, Indien), Fortbildung "Kunsttherapie in sozialen Arbeitsfeldern"
- Ausbildung zur Trauerbegleiterin, ehrenamtliche Tätigkeit in der Hospiz-Bewegung
- Leitung von Gesprächskreisen für Trauernde
- Begleitung Sterbender in einem buddhistischen Hospiz in Japan (publiziert unter: "Thea – Große Weite Innen").

Nach dem plötzlichen Tod des jüngsten Kindes Verarbeitung der eigenen Trauer in Bildern und Texten, dazu

Veranstaltungen und Publikationen wie: “Ein Netz, das trägt” (2010), “Wie eine Welle vom anderen Ufer - Nachtodbegegnungen zwischen Kunst und Psychotherapie” zusammen mit Juliane Grodhues (2011), “Ich werde Dich finden” (szenische Darstellung in vier Akten, veröffentlicht in “Wie eine Welle vom anderen Ufer”, aufgeführt 2010 in Freckenhorst und zur FlotArt 2011), “Anker, Kuh und Kompass - Wenn aus Trauersymbolen Hoffnungssymbole werden” (2012), “Thea - Große Weite Innen” (2015), “The Wheel of Mourning - From Grief to Relief” (2016)
Seminare, Workshops, Lesungen sowie Installationen. Einzel- und Gruppenausstellungen in Deutschland und England.

Website: www.stockmar-kunst.de
Kontakt: dorothea.stockmar@t-online.de

Anmerkungen

1) IADC

Induced After Death Communication (IADC) ist eine Weiterentwicklung des EMDR (siehe unten) für den Bereich der Trauertherapie und wurde Mitte der 90er-Jahre von dem amerikanischen Traumatherapeuten Dr. Allan Botkin bei seiner Arbeit mit traumatisierten Kriegsveteranen entdeckt. IADC ermöglicht Trauernden die Erfahrung, mit den Verstorbenen weiterhin verbunden zu sein und eine innere Beziehung zu entwickeln. Dazu zählen Nachtodbegegnungen, Nachtod-kontakte, Nachtod-kommunikation, spontane und direkte Kontakterfahrungen (ohne Beteiligung einer Hilfsperson oder eines Hilfsmittels), bei denen die Erlebenden den Eindruck haben und in der Regel auch davon überzeugt sind, mit einem Verstorbenen zu kommunizieren.

Die Erfahrung des Verstorbenen kann auf unterschiedliche Weise geschehen, z. B. durch ein Empfinden seiner Gegenwart, durch Stimmen-, Geruchs- oder visuelle

Wahrnehmungen, bei Wachheit oder im Schlaf. Studien haben ergeben, dass Nachtodbegegnungen, die in den meisten Fällen mit positiven Gefühlen verbunden sind, häufig als sehr lebhaft und real wahrgenommen werden, dass sie unabhängig von der religiösen Einstellung erlebt werden und sich nicht auf trauernde Menschen beschränken.

EMDR

Eye Movement Desensitization and Reprocessing (EMDR) ist eine von Dr. Francine Shapiro Ende der 1980er-Jahre in den USA entwickelte traumabearbeitende Psychotherapiemethode. Sie basiert auf der Beobachtung, dass sich psychische Belastungen verringern, wenn die Augen schnell hin- und herbewegt werden, während man gleichzeitig Bilder, Gedanken und Gefühle auf das belastende Ereignis richtet.
EMDR ist inzwischen international als strukturiertes, hochwirksames Behandlungsverfahren für seelisch traumatisierte Menschen anerkannt. Es wird angenommen, dass die Augenbewegungen die Informationsverarbeitung im Gehirn beschleunigen und eine Umstrukturierung der Gedächtnisinhalte bewirken. Zur genaueren Begründung der Wirksamkeit existieren bisher nur Hypothesen.

Weiterführende Kontakte

www.nachtodkontakte.net/erfahrungsberichte/vater-sohn.html

www.nachtodkontakte.net/erfahrungsberichte/dialog-mit-sohn/74.html

www.medienprojekt-wuppertal.de/bruecke-zwischen-den-welten-eine-filmreihe-ueber-nachtod-kontakte
Filmdokumentation über *Nachtodkontakte* (Erstaufführung am 06.11.2019)

www.iadc-therapie.de/

https://youtu.be/VFLQRVu_cTc?t=823
Film v. Angelika Brötzmann; Stockmar über die "Verbindung zu anderen Welt"

www.medu-verlag.de/index.php/autoren/278-juliane-grodhues

www.veid.de
Bundesverband Verwaiste Eltern und trauernde Geschwister in Deutschland e.V.

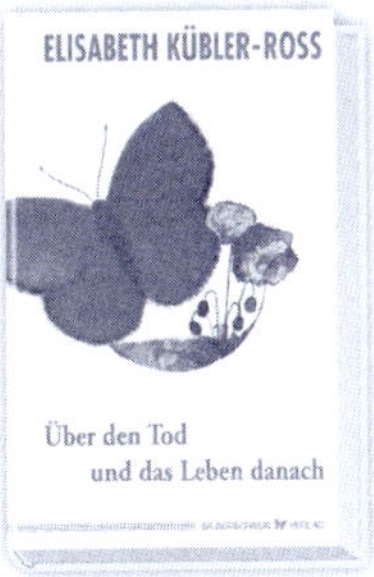

128 Seiten, gebunden
ISBN 978-3-89845-365-3
€ [D] 12,95

Elisabeth Kübler-Ross

Über den Tod und das Leben danach

»Ich glaube, es ist jetzt Zeit, dass die Leute wissen, dass der Tod gar nicht existiert, wenigstens nicht so, wie wir uns das vorstellen.«

Die Schweizer Ärztin Dr. Elisabeth Kübler-Ross wurde für ihre wissenschaftlichen Arbeiten von mehreren Universitäten mit einem Ehrendoktortitel ausgezeichnet. Die Sterbeforschung hat durch ihre Bücher an besonderer Aktualität gewonnen, wie auch in der Sterbehilfe durch ihre eindringlichen Appelle neue Akzente gesetzt wurden.

»Sterben ist nur ein Umziehen in ein schöneres Haus.«

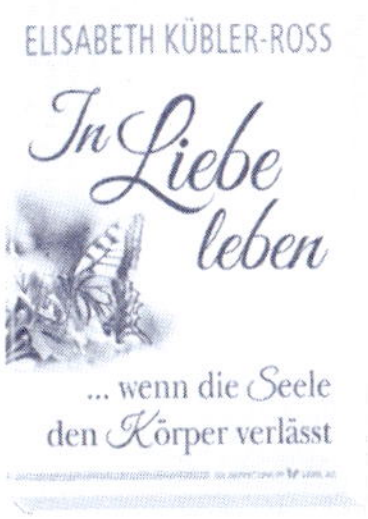

64 Seiten, farbig illustriert, gebunden
ISBN 978-3-89845-601-2
€ [D] 10,00

Elisabeth Kübler-Ross

In Liebe leben

... wenn die Seele den Körper verlässt

In Liebe leben ist die Essenz der Erfahrungen und Erkenntnisse der bekannten Ärztin und Sterbeforscherin Elisabeth Kübler-Ross.
Schon Millionen Menschen konnte sie die Angst vor dem Tod nehmen und ihnen die Bedeutung ihres Erdenlebens vermitteln.
Ein lichtvolles, liebevoll illustriertes Büchlein, das Hoffnung und Trost spendet.

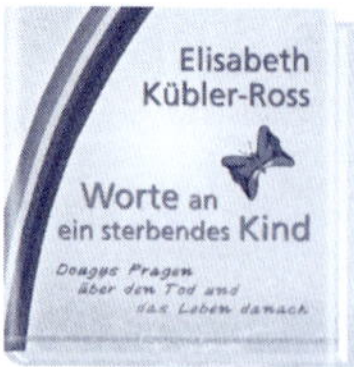

24 Seiten, gebunden
ISBN 978-3-89845-333-2
€ [D] 8,95

Elisabeth Kübler-Ross

Worte an ein sterbendes Kind

Dougys Fragen über den Tod und das Leben danach

Sterben ist nur ein Umziehen in ein schöneres Haus!
Was ist Leben? Was ist Tod? Und warum müssen Kinder sterben? Diese Fragen stellte der neunjährige, an Krebs erkrankte Dougy der berühmten Sterbeforscherin Elisabeth Kübler-Ross. In kindgerechter Sprache als Brief verfasst, mit farbigen Filzstiften geschrieben und liebevoll von Elisabeth Kübler-Ross illustriert, richtet sich ihre Antwort gerade an diejenigen, die noch nicht so lange gelebt haben, um den Sinn des Lebensende anderer – oder wie bei Dougy sogar das eigene frühe Sterben – zu verstehen. Ein ergreifender Brief, der es allen Verlassenen, insbesondere Kindern, ermöglicht, diese allerwichtigsten Lebensfragen besser zu verstehen und dadurch den Schmerz zu lindern.

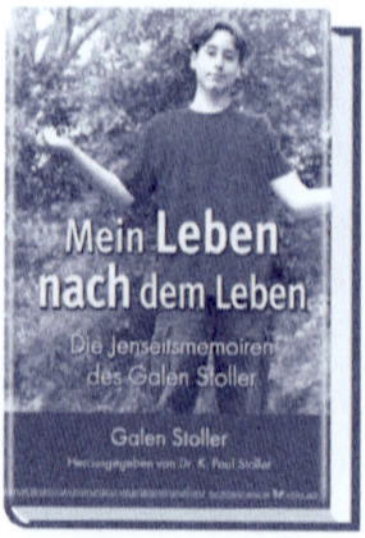

200 Seiten, Flexocover
ISBN 978-3-89845-464-3
€ [D] 16,95

Galen Stoller

Mein Leben nach dem Leben

Die Jenseitsmemoiren des Galen Stoller

Galen Stoller, ein amerikanischer Junge, der mit 16 Jahren ums Leben kam, berichtet in diesem Buch über sein Leben auf der anderen Seite des Schleiers und gibt tiefe Einblicke in das Wesen des Jenseits. Diese himmlischen Informationen vermitteln uns Wahrheiten über das Wesen und den Sinn des irdischen Lebens, sie helfen uns bei der Suche nach uns selbst und führen uns den Wert des Lebens eindringlich vor Augen.

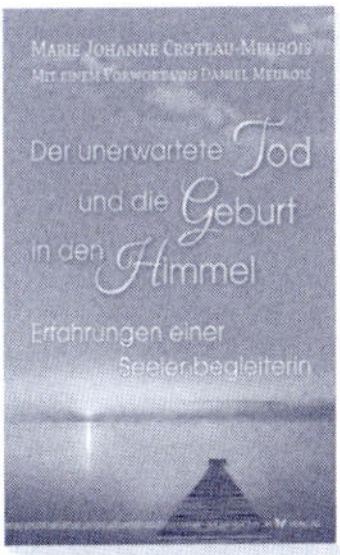

336 Seiten, mit Farbteil, broschiert
ISBN 978-3-89845-609-8
€ [D] 18,00

Marie Johanne Croteau-Meurois

Der unerwartete Tod und die Geburt in den Himmel

Erfahrungen einer Seelenbegleiterin

Was geschieht, wenn jemand ganz plötzlich aus dem Leben gerissen wird, was macht dieser Mensch durch? Wie können wir ihm helfen? Anhand von 12 authentischen Zeugnissen von Verstorbenen, die dieses Leben oft unter dramatischen Umständen verlassen haben, gibt Marie Johanne Croteau-Meurois tiefe Einblicke in Bewusstseinszustände »an der Schwelle «.
Die Autorin vermittelt wertvolle Erkenntnisse und lässt uns an ihren höchst erstaunlichen Erlebnissen teilhaben.
Dieses mit großem Mitgefühl geschriebene und inspirierende Buch ist ein Quell des Trostes und der Hoffnung. Es eröffnet eine ganz neue Sicht auf den »Sinn des Lebens« und die Frage, wie es »nach dem Tod« weitergeht ...

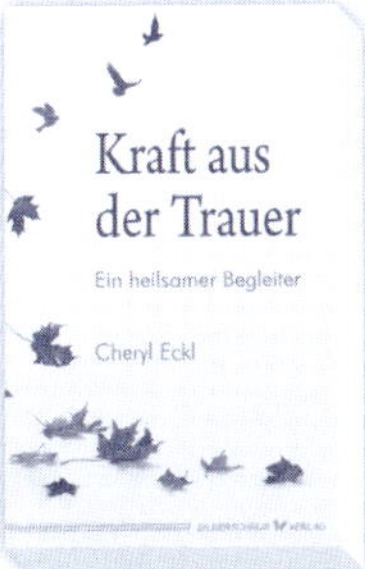

160 Seiten, 2-fbg., brosch.
ISBN 978-3-89845-465-0
€ [D] 12,95

Cheryl Eckl

Kraft aus der Trauer

Ein heilsamer Begleiter

Nach dem Tod eines geliebten Menschen können wir Trost in der Trauer finden, wenn wir den Weg durch diese schwere Zeit ganz bewusst gehen.
Cheryl Eckl, die ihren Ehemann Stephen verloren hat, schildert in diesem Buch offenherzig ihre eigene tiefe Trauer und lässt uns an ihren Erkenntnissen über Selbstliebe, Kraft und Hoffnung teilhaben. Sie zeigt uns, wie sie den Prozess des Loslassens bewältigte und ermutigt uns, die Vergangenheit und die Gegenwart zu integrieren und in unserer Trauer auch wieder Freude zuzulassen. Mit diesem einfühlsamen, tröstenden und heilenden Ratgeber muss der Weg zur Heilung nicht einsam sein.

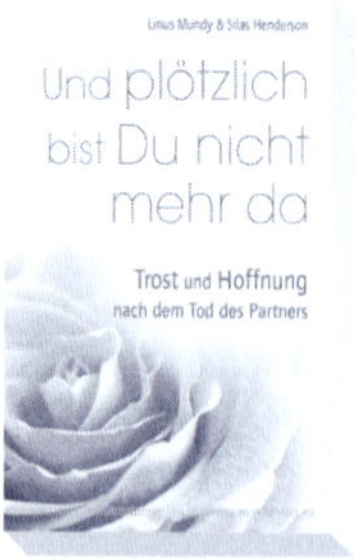

128 Seiten, 2-fbg., brosch.
ISBN 978-3-89845-442-1
€ [D] 9,95

Linus Mundy & Silas Henderson

Und plötzlich bist du nicht mehr da

Trost und Hoffnung nach dem Tod des Partners

Seinen Partner zu verlieren, den Seelengefährten, den Ehemann oder die Ehefrau, verlangt uns die größte innere Kraft ab, die wir aufbringen können. Wie ertragen wir es, jeden Tag ohne den von uns geliebten Menschen zu leben? Bei unserer Trauerbewältigung kann die Hilfe anderer Menschen, die diesen Schmerz bereits erlebt und das Trauma von Leid und Verlust gelöst haben, wertvoller sein als jeder theoretische Ratschlag.
Dieses hoffnungsgebende Buch möchte Sie in der schwierigen Zeit nach dem Tod Ihres Partners unterstützen und Ihnen helfen, Ihren Verlust ein bisschen besser zu verkraften.

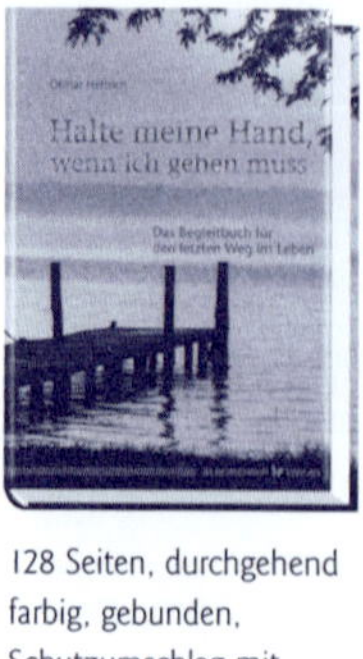

128 Seiten, durchgehend farbig, gebunden, Schutzumschlag mit Silberprägung
ISBN 978-3-89845-514-5
€ [D] 12,95

Otmar Heftrich

Halte meine Hand, wenn ich gehen muss

Das Begleitbuch für den letzten Weg im Leben

Für Menschen, die mit dem bevorstehenden Lebensende einer geliebten Person konfrontiert werden, bietet dieses Buch Orientierung, spendet Trost und regt zum Nachdenken an. Es lädt dazu ein, sich bewusst mit dem Tod auseinanderzusetzen. Es erläutert Angehörigen die Herausforderungen, die auf sie zukommen. Es lenkt den Blick auf die Bedürfnisse von Sterbenden und macht Mut, ihnen mit Geduld und Verständnis zur Seite zu stehen.
Und schließlich zeigt es Hinterbliebenen Wege auf, mit ihrer Trauer umzugehen und sich wieder mit dem Tod und dem Leben auszusöhnen.

Weiterführende Informationen zu
Büchern, Autoren und den Aktivitäten
des Silberschnur Verlages erhalten Sie unter:
www.silberschnur.de

Natürlich können Sie uns auch gerne den
Antwort-Coupon aus dem beiliegenden
Lesezeichenflyer zusenden.

Ihr Interesse wird belohnt!